smoke
E pluribus

監修者——五味文彦／佐藤信／高埜利彦／宮地正人／吉田伸之

［カバー表写真］
両国花火
（歌川広重『名所江戸百景』1850年代後半）

［カバー裏写真］
横浜検疫所旧細菌検査室
（横浜市金沢区）

［扉写真］
日本人に手洗いの励行を要請する
横浜駐在アメリカ総領事ヴァン＝ビューレン
（『ジャパン＝パンチ』1877年３月号）

日本史リブレット 96

感染症の近代史

Utsumi Takashi
内海　孝

目次

花火と「手洗い」

正月には「屠蘇《とそ》」を飲む。正月が明けると、七草粥《ななくさがゆ》である。桃の節句、五月の菖蒲湯《しょうぶゆ》もある。それにしても、正月早々「屠」（殺す）とは縁起でもない。

この風習は、かつての宮中行事であった。人びとにも影響をあたえ、模倣されて、押し広げられ、民間の年中行事になった。病《やまい》、邪神《じゃしん》、疫鬼《えきき》をはらう方法として習俗になる。屠蘇は鬼を「屠《ほふ》」る、つまり病を除く薬である。その意味で、春節の爆竹も、もともと中国では悪鬼をはらう意味をもつ。

だが夏が来ると、今日では猛暑、熱中症に注意を呼びかけるのが常習化している。邪気をはらって、季候の兆しを予知するのが旧来の年中行事であったとすると、昨今は四季の移ろいを味わう余裕が薄れて、暑さの熱帯化があらたな年中行事になりつつある。それでも、蒸し暑い七月、京都では祇園祭《ぎおんまつり》、東京の隅田川《すみだがわ》では花火が、人出でにぎわう。今日でも、夏の風物詩である。

前者の祇園祭は八六九(貞観《じょうがん》十一)年の悪疫流行に際して、鉾《ほこ》に「牛頭天王《ごずてんのう》▲」をまつり、御霊《ごりょう》▲をはらうために始められた。平安京の繁栄は災害、疫病、流行性感冒、痘瘡《とうそう》をもたらした。これら災難は、非業の最期をとげた人びとの「怨魂のたたり」と考えられ、祇園祭はその流れをくむ。

後者の隅田川花火大会も、そうである。一七三二(享保《きょうほう》十七)年に、全国的な旱魃《かんばつ》で疫病が流行し、数万の死者が出た。将軍の徳川吉宗《とくがわよしむね》は水神祭《すいじんまつり》▲、両国川《りょうごくがわ》河畔の水茶屋は川施餓鬼《かわせがき》▲を行った。翌一七三三(享保十八)年に、両国川河畔の水茶屋は川施餓鬼に花火をあげた。これが「両国川通花火」と称し、今日に続く隅田川花火大会の始めである。疫病が祇園祭も隅田川花火大会も誕生させた。

一八六八(明治元)年、旧暦の六月八日、上野《うえの》の彰義隊《しょうぎたい》▲衝突直後でも、両国川通花火があげられた。祇園の「牛頭天王」は神仏習合《しんぶつしゅうごう》の神で、忌みきらわれ、祇園社も八坂《やさか》神社と名を変える。両国川通花火は一八七三(明治六)年、新暦の七月二十六日に挙行された。

▼**牛頭天王**　インドの祇園精舎《しょうじゃ》の守り神、「記紀《きき》」のスサノオノミコトの化身ともいわれる。頭上に牛の頭をもち、いきどおり、怒る形相《ぎょうそう》である。

▼**御霊**　不遇な死をとげた怨《おん》霊《りょう》を御霊とし、その祟りを鎮めるために御霊会《え》が盛んになった。

▼**水神祭**　水を司る神の祭。

▼**川施餓鬼**　死者のため川辺や船中で行う施餓鬼。

▼**彰義隊**　一八六八(明治元)年、旧幕臣《ばくしん》が江戸で結成し新政府に反抗したが、五月上野の戦いで一日のうちに潰滅した。

一八七九（明治十二）年に、塩素酸カリウムが、マッチと同時に輸入された。従来、花火は黒色火薬の燃焼が主で、明るい色を出せなかった。だが、塩素酸カリウムの輸入で、色火剤も使われて、明るく、いろいろな色が出せるようになる。黒色火薬は一五四三（天文《てんぶん》十二）年、鉄砲とともに伝わったが元来、中国では医薬品であった。

疫鬼をはらい、病気に打ち克って生きるというのは、農耕儀礼としての年中行事「祭」に連動する。たとえば、横浜市の生麦《なまむぎ》に「蛇《じゃ》も蚊《か》も祭」がある。生麦村で江戸時代に疫病が流行した。村の氏神《うじがみ》▲「すさのおの尊」にちなみ、大蛇で疫病を退散させようと考え、萱《かや》で長さ八間《けん》（一間＝約一・八メートル）、胴回り二尺（二尺＝約三〇センチ）の大蛇をつくる。旧暦五月の節句、若者は大蛇をかつぎ田に入り「蛇も蚊も出たけい、日和の雨けい」と声をかけ、疫病退散を祈り、村内を練り回る。萱で大蛇をつくり町内を練り歩くのは、今日も継承される。

一七一〇（宝永《ほうえい》七）年に、江戸で疫病が流行した。駒込《こまごめ》の百姓、喜八が「麦藁《むぎわら》の蛇《へび》」をつくり、駒込富士の「市《いち》」で売りだす。これを求め帰った者は、疫病を逃れた。以来「疫病除《よけ》」として珍重された。生麦の祭が、三〇〇年余前にさかの

▼**氏神**　住む土地の鎮守の神。

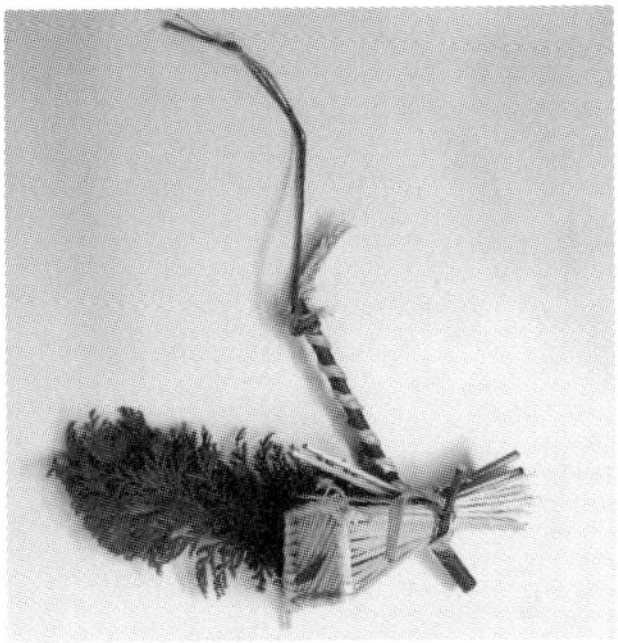

●——**駒込神社の麦藁の蛇**　麦藁のジャとも称す。水にまつわる疫病除けとして流行、現存する。

●ヘボン（ビゴー『ポタン＝ド＝ヨコ』）

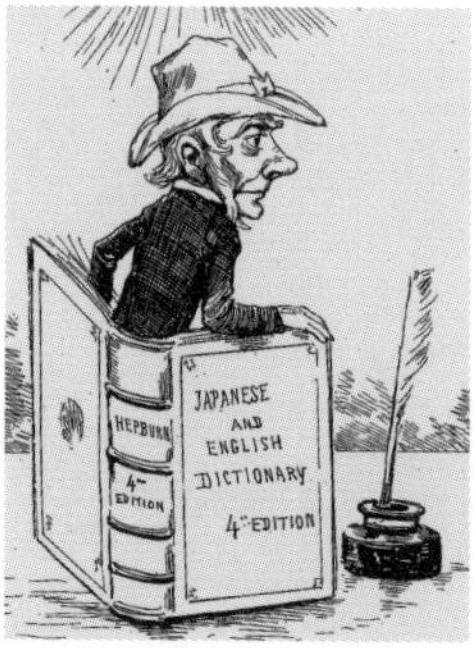

ぼると伝承されているので、時期的にも、内容的にも、駒込の例に近似する。

生麦は江戸から一日の行程内である。しかも、生麦は東海道《とうかいどう》を挟んで、浦と陸との領域をもち、魚類と米穀を産する土地柄であった。旧暦の五月は、浦は魚類が腐りやすく、陸では田植えの時期である。その意味で、生麦の「蛇も蚊も祭」は疫病を退治し、豊作を願う祭としての両面性をもつと理解できる。

さて「疫病」という語を使った。エキビョウ、ヤクビョウと読み、江戸時代では「はやりやまい（流行病）」ともいう。今日、空港で「検疫」の文字がめだつ。

開港直後の一八五九（安政《あんせい》六）年十一月、横浜に来航したアメリカ人ヘボン▲は六七年、上海《シャンハイ》で和英英和辞書『和英語林集成』を刊行した。疫病は登載しない。病疾は「ヤクビヤウ」と読む。疫《エキ》の類似が「ヤクビヤウ」である。ハヤルの例は「ハヤリヤマイ（流行病）」を記す。A pestilence, contagion, epidemic で今日の「感染症」の意味である。普通の「病」と違い感染性が強い。当時では「伝染病」である。ヘボンは、伝染病を文語の使用例として示す。

新政府は、海外から流入する「伝染病」の流行に悩まされた。一八八〇（明治十三）年に「伝染病予防心得書」を発し、もっとも予防に注意するコレラ、腸チ

▼**ヘボン**　一八一五〜一九一一年。J. C. Hepburn　アメリカの宣教師兼医師。一八六七（慶応三）年横浜で編集し上海で印刷した『和英語林集成』を出版、ヘボン式ローマ字の基礎をつくる。

▼**腸チフス**　Typhoid fever　初夏から秋に流行。倦怠、頭痛、食欲不振、ついで悪寒、発熱し、下痢が三〜四週続く。

▼**赤痢**　Dysentery　血液、粘液、うみがまじった下痢が続き、腹痛、しぶり腹と熱を訴える。

フス、赤痢、発疹チフス、ジフテリア、痘瘡という「法定伝染病」を指定した。感染力が強く死亡率が高いために、届出、隔離治療、消毒などを義務づけた。

一八九七(明治三十)年四月一日、法律「伝染病予防法」を公布して、猩紅熱《しょうこうねつ》、ペストも含め対応義務を規定した。それは、一九九〇年代まで改定を重ねて、伝染病対策の規範として機能した。だが、一九八〇(昭和五十五)年前後の世界的な新しい感染症状況は、旧来の「法定伝染病」概念でとらえにくくなった。一九八〇年五月、世界保健機関(WHO)が人類を長くに苦しめてきたもっとも古典的な伝染病「痘瘡(天然痘)」の根絶宣言をしたことが一因である。

二つ目は、それまで知られることがなかった新しい「伝染病」が出現したことである。一九七〇(昭和四十五)年以降、九〇年代後半までに、エボラ出血熱、エイズをはじめ、少なくとも三〇以上の「新興感染症」があらわれた。三つ目としては、近い将来において克服されると考えられてきた結核、マラリア、デング熱などが「再興感染症」としてふたたび脅威となりつつある。

このように国際交流の活発化、航空機の迅速大量輸送化、未開発地の乱開発などで、予測不可能で未知の「感染症」が短時間のうちに、日本に持ち込まれる

▼発疹チフス　Typhus(当時はEruptive typhus)　シラミの媒介で感染。高熱を出し、全身に粟粒から豆ぐらいの発疹が出る。

▼ジフテリア　Diphtheria　のど、鼻の粘膜がおかされ、偽膜を生じその毒素で体内に障害を起こす。子どもがかかりやすい。

▼猩紅熱　Scarlet fever　急に発熱、顔面が紅潮し、皮膚に深紅色の発疹が出る。子どもに多い。

▼ペスト　Plague　ペストPestはフランス語Pesteに由来。高熱や組織の出血がともない、皮膚は紫黒色になる。黒死病(Black death)と恐れられた。ネズミのノミに媒介されて発病。

▼世界保健機関(WHO)　World Health Organization　一九四八(昭和二十三)年、地球的規模で保健衛生を担当する国連の専門機関として設立された。本部はジュネーブ。

危険性は高まりつつあった。他方で、強制隔離を主とした集団的な予防に重点をおく旧来の「伝染病予防法」の法体系では、新しく速い変化と時代的な要請に対応できなくなった。地球規模の対応が緊要となる。

一九九六(平成八)年十月から検討を始めて、患者の人権に配慮しつつ新しい時代に対応した法律が制定された。一九九八(平成十)年四月三十日制定、施行は翌九九(同十一)年四月一日である。名称は「感染症の予防及び感染症の患者に対する医療に関する法律」で、通称「感染症法▲」である。二〇一六(平成二十八)年にジカ熱▲、二〇二〇年二月に新型コロナウイルス感染症も対象に指定した。

その視点からいえば、二〇一五(平成二十七)年度のノーベル生理学医学賞は着目すべきである。ウィリアム＝キャンベルと大村智のふたりは、熱帯地方で流行する寄生虫病「河川盲目症」の治療薬「イベルメクチン」を開発し、屠呦呦《トゥユゥ》▲がマラリアの治療薬「アルテミシニン」を発見した。克復されるべき感染症で採算性が低い「顧みられない熱帯病」の治療薬開発が評価されたことがわかる。

一九六七(昭和四十二)年、東京大学附属伝染病研究所が東京大学医科学研究所に改組し、七〇(同四十五)年日本伝染病学会はその学会誌を『感染症雑誌』と

▼エボラ出血熱(EVD)　Ebola virus disease　一九七六年スーダン、ザイール(現、コンゴ)で確認された。エボラはザイールの川の名。全身に出血をともなう致死率が高い。

▼エイズ(AIDS)　Acquired immunodeficiency syndrome(後天性免疫不全症候群)　一九八一年アメリカで初の症例報告、日本では八五(昭和六十)年に確認、八九(平成元)年法律が設けられた。

▼結核(TB)　Tuberculosis　一八八二年コッホが結核菌を発見、日本で一九一九(大正八)年結核予防法ができた。かつては二十歳代の代表的な病気で、最近は高齢者が多く発症する。

▼マラリア　Malaria　熱帯、亜熱帯に多く分布、蚊の媒介で発症。固有の周期性高熱を繰り返す。

▼デング熱　Dengue fever　熱帯、亜熱帯に多く分布、蚊の媒

改名した。しかも『現代用語の基礎知識』一九九〇（平成二）年版は「感染症」を初登載した。国民的な辞書『広辞苑』も一九八三（昭和五十八）年の第三版をへて九一（平成三）年十一月第四版を発行し、伝染項目に「伝染病」を残し「感染」項目のなかに、はじめて「感染症」を採録した。一九九七（平成九）年には、厚生省所管の国立予防衛生研究所が国立感染症研究所と名称を改めた。

　このように日本で一九八〇年代、法律用語として常用されてきた「伝染病▲」は主管官庁、厚生省の年次報告書『厚生白書』で、しだいに使われなくなる。一九八一（昭和五十六）年版は「急性伝染病」の目次が最後、翌八二（同五十七）年版からは「感染症対策」の項目が立てられた。一九九九年の感染症法で、二九（昭和四）年に一三九九を数えた伝染病院は廃止し、伝染病床は感染症床に改められた。いまや、伝染病は死語になりつつある。

　とはいえ、伝染病が流行しない時期はないと認識された時代、横浜の外国人は日本人に「手洗い」をするように働きかけた。横浜に住むイギリス人が発行した風刺漫画によれば（次ページ図版上参照）、一八七七（明治十）年三月頃、横浜に駐在する外交官たちは当地の責任者、神奈川県権令《ごんれい》▲と交渉した。

介で発症。高熱、結膜充血、関節および筋肉痛、赤い発疹の症状が出る。

▼**感染症法**　Infectious diseases Act

▼**ジカ熱**　Zika fever　一九四七年ウガンダで発見、アフリカ、中南米、アジア太平洋の熱帯に多い。おもにジカウイルスをもつ蚊に刺され感染する。発熱、発疹、筋肉痛の軽い症状である。

▼**屠呦呦**　一九三〇年〜。中国人医師。

▼**伝染病**　Infectious disease

▼**権令**　一八七一（明治四）年知事不在の府県におかれた地方官で、七八（同十一）年に廃止された。

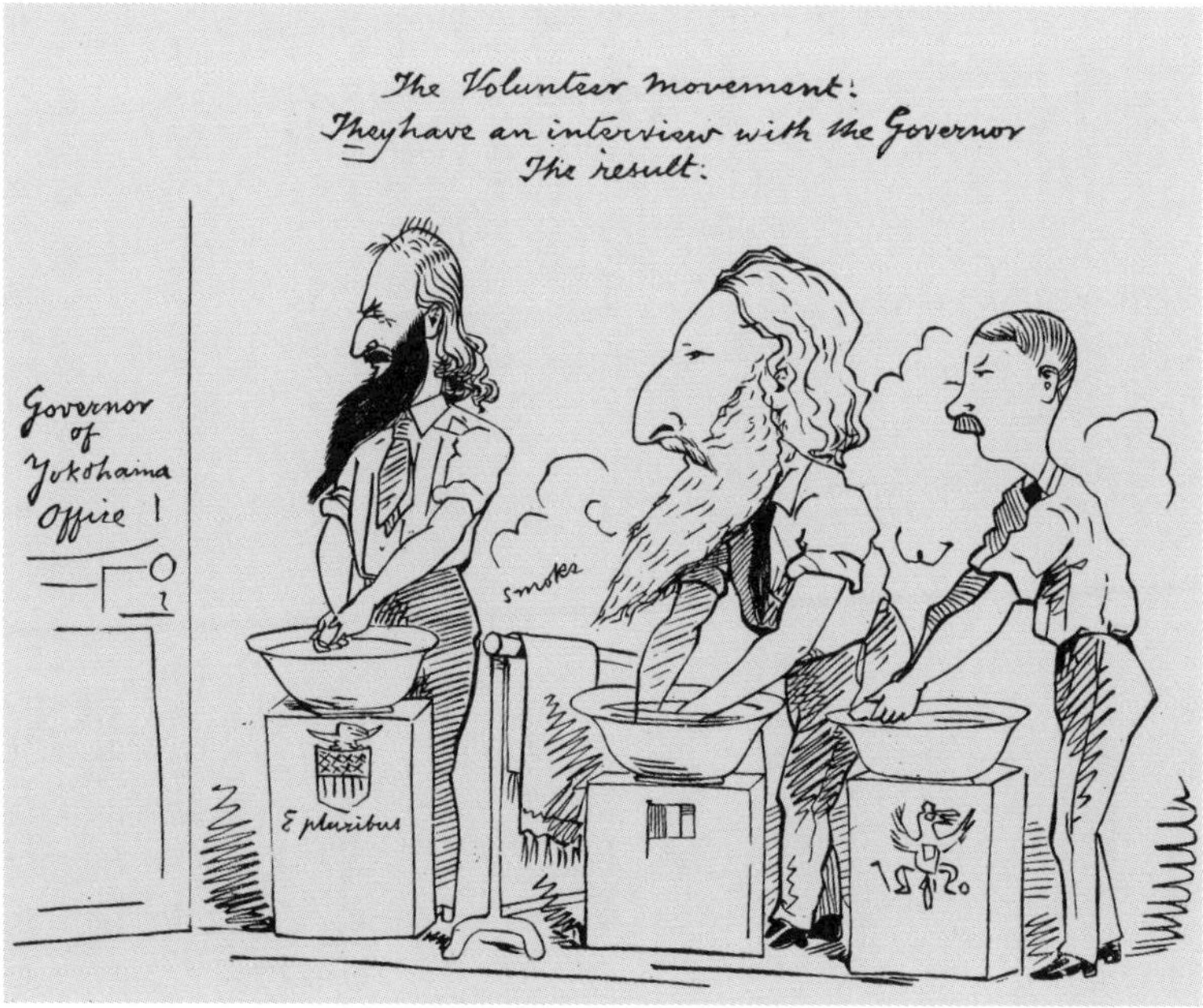

●──日本人に手洗いの励行を要請する在日外国人(『ジャパン＝パンチ』1877年 3 月号)

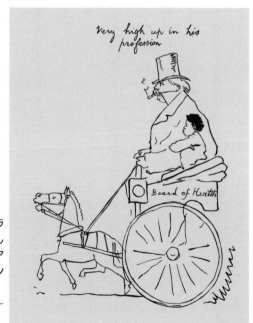

●──近代日本最初のコレラ対策で馬車に乗って奔走し西洋医学の評価を高めたアメリカ人お雇い医師シモンズ(『ジャパン＝パンチ』1877年10月号)　本文89～90ページ参照。

それは、横浜の英字新聞一八七〇(明治三)年十一月十九日号が指摘したように(*JWM.*▲)、多くの日本人が「清潔な習慣を身につけているとは決していえない」のに対して、日本人に「手洗い」の習慣を身につけるよう要請した。だが、その交渉は失敗した。図上部の説明文に明らかである。県の権令は、日本人が手を洗わないことに注意を払わなかった。

この半年後には、横浜をはじめとする日本各地で、もっとも恐れられていた伝染病「コレラ」が猛威をふるった。一八七七年八月、政府の伝染病予防対策は「手洗い」も含め、人びとに「不潔」を排除し、かわって「清潔」と「消毒」を求める心得を発した。その「手洗い」は今日も、感染症予防策のきわめて有効な手段として、注意を呼びかける第一の重要な標語でもある。

今日でも、伝染病時代の予防として文化遺産とすべき価値ある標語は生きている。それは「手洗い」「うがい」「清潔な水」ということばである。

本書が対象とするのは、十九世紀の法律「伝染病予防法」前後の時代である。当時の法律用語「伝染病」を使わざるをえない。しかも引用文に今日では不適切と思われる表現があるが、当時の状況を理解するために原文どおりにした。

▼*JWM.* *The Japan Weekly Mail.* 以下同。

①—近代先進国の産業革命と貿易活動

産業革命と世界流行病「コレラ」

フランス人ユーゴー▲は一八六二年、作品『レ＝ミゼラブル』を刊行した。日本では、生麦事件《なまむぎ》▲が起きた年である。

作品名はしいたげられた人びと、あるいは憎むべき人びとを意味する。人物の造形も作品展開もさることながら、フランス革命以後の、みずからも生きた十九世紀前半の産業革命期フランス社会とあるべき社会像を描写した。伝染病のチフス、胸の病気(女工《じょこう》の肺結核)、子どもの「つぶはしか▲」、ペスト、コレラだけではなく、パリの下水道を叙述対象にしたのは圧巻である。

ユーゴーは下水道を複眼的な見方で描きだした(豊島与志雄訳による)。

まず、人の糞は土地を一番肥やす、一番よく効く肥料である。だが下水道は手近な、はかりしれない富の源泉を海に流し込む。パリの糞は最上ゆえに損失高が大きい。ただ浄化するだけで、人びとを貧しくするパリの不潔な下水道は、経済的にみると「底の抜けた籠」である。ユーゴーは、中国人の糞を使う農業を

▼**ユーゴー**　一八〇二〜八五年。V. M. Hugo　フランスの詩人、小説家。『レ＝ミゼラブル』 *Les Miserable* は代表作。

▼**生麦事件**　一八六二(文久二)年東海道《とうかいどう》の生麦で島津久光《しまづひさみつ》の行列に遭遇したイギリス人四人が従者に殺傷された事件。

▼**つぶはしか**　麻疹《はしか》は幼児が多くかかり、発熱と斑点様紅色の発疹などがともなう。

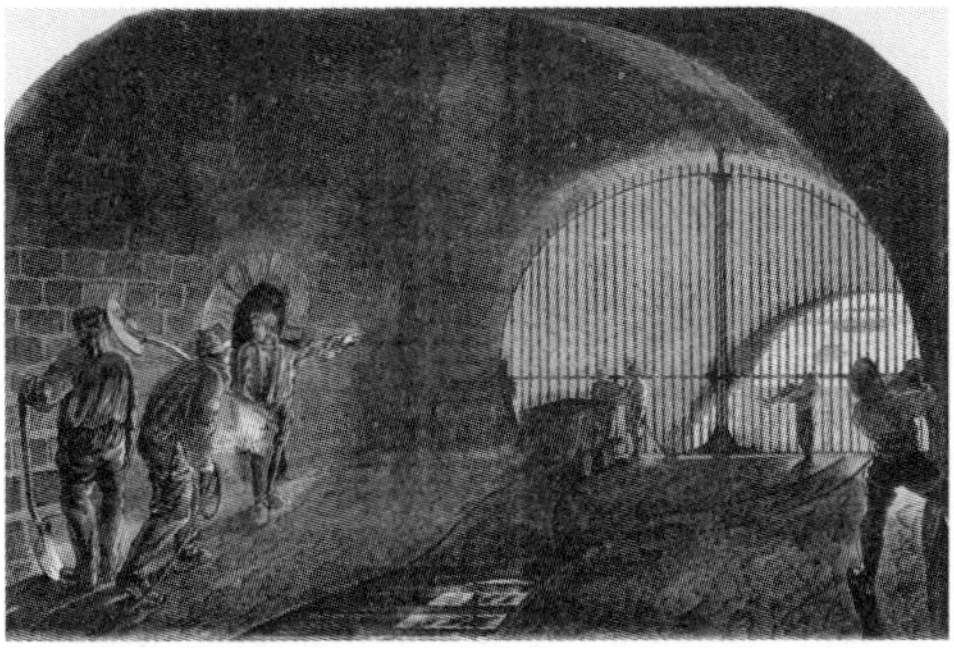

▼パリ万国博覧会　一八六七年四月〜十一月に開催。幕府、薩摩・佐賀藩が出品した。第一回万国博覧会は一八五一年ロンドンで開催された。

●――パリの下水道（*L' Illustration, Journal Universal.* 24 April, 1858)

高く評価した。ところが、日本の糞尿を有効利用する下肥、堆肥農業には言及しなかった。日本の糞尿の〝黄金情報〟は届いていない。

　つぎに公衆衛生的にいえば、汚水溝渠は過去一〇世紀のあいだ、パリの病毒の源であった。疫病の出口でもあった。下水道におりてゆくのは墓場のなかに入るというたとえがあったほどである。パリ人は下水道をののしり「くさい穴」と呼んでいた。十九世紀になると、パリの下水道はその水路を清め化粧した。

　だが、一八三二年のコレラの流行が、パリの下水道に大改造をもたらした。なんとなくあやしい臭気がコレラの原因と信じられていた。臭気、ミアズマ説である。コレラが細菌で伝染する説はまだ実証されていなかった。作品が完成した頃下水道は清潔で、まっすぐで、美しく、大きく改善された。

　一八六七(慶応《けいおう》三)年、将軍慶喜《よしのぶ》の実弟で、水戸《みと》藩《はん》の徳川昭武《あきたけ》は将軍の名代としてパリ万国博覧会▲に招待され、渋沢篤《しぶさわあつ》太夫《だゆう》が随行した。渋沢はパリの街を実見した。婦人の美しいことは「雪のごとく、玉のごとく」と賞するのみでなく、銀行、病院、新聞、近代的な社会制度や生活文化に興味をよせた。極めつきは五月に、大改造後の下水道に入り舟に乗って、その「陰云として臭気鼻を穿つ」

構造を探索した。のちに近代的実業家に転身する渋沢栄一《えいいち》の淵源をみる。ユーゴーの眼は最後に、ロンドンの事情にもそそがれるものの、深入りをしなかった。だが、パリのセーヌ川地域と同様に、当時のテムズ川が「ロンドンを毒しつつある」事実を視野に入れた。

ロンドンで発行された風刺漫画*Punch*（『パンチ』）の一八五八年七月三日号に注目したい。伝染病のDiphtheria（ジフテリア）、Scrofula（瘰癧《るいれき》）、Cholera（コレラ）の文字がみえる。最下段で「父であるテムズ川がロンドン市の美しい女神に子どもを紹介している」と記す。背後には工場の煙、汚い河川に動物の死体が浮かぶ。右端の疫病神と思われる「悪霊」が、伝染病にかかった子どもを差しだして、コレラをわずらった大人も、その窮状を女王に訴える。

一八五八年六月、ロンドンでは「大臭気」の年といわれるほど、テムズ川全体が「一大下水」と化して大臭気を放った。沿岸の裁判所や議会も、臭気で審議を中断した。一八一〇年に水洗便所が発明されて、従来の「汚水留め」の汚物は、テムズ川に放流された。産業革命以後の工業化、都市化が進展して、テムズ川の汚染はさらに顕著となった。

▼渋沢栄一　一八四〇～一九三一年。埼玉の豪農に生まれ、維新《いしん》後、日本資本主義の父といわれるほど数多くの企業経営を手がけた。

▼『パンチ』　一八四一年七月ロンドンで創刊された政治社会的風刺を売物にした漫画週刊誌、数年中断したが二〇〇二年まで刊行した。

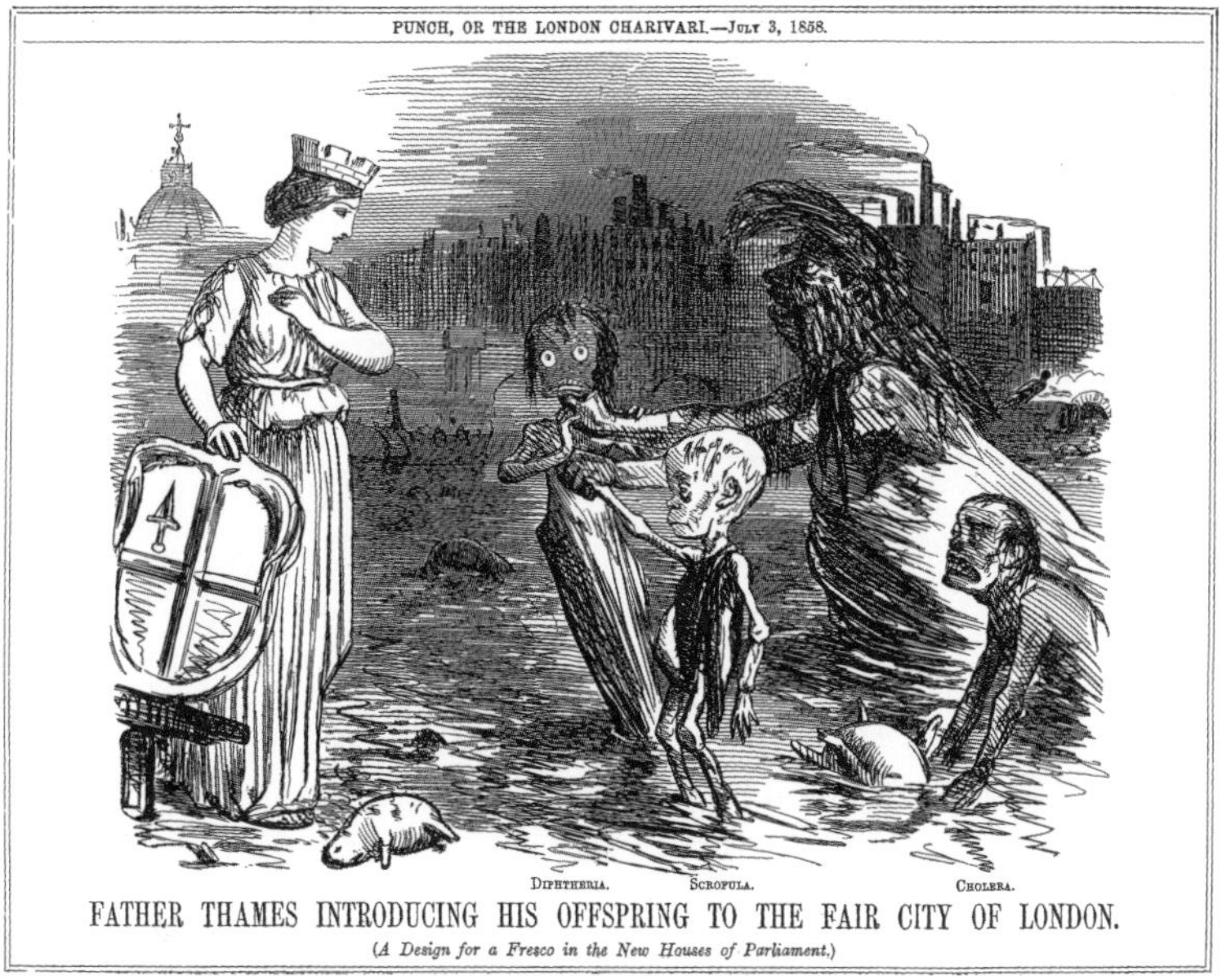
PUNCH, OR THE LONDON CHARIVARI.—July 3, 1858.
Diphtheria.
Scrofula.
Cholera.
FATHER THAMES INTRODUCING HIS OFFSPRING TO THE FAIR CITY OF LONDON.
(A Design for a Fresco in the New Houses of Parliament.)

●—テムズ川汚染の風刺漫画(『パンチ』1858年７月３日号)

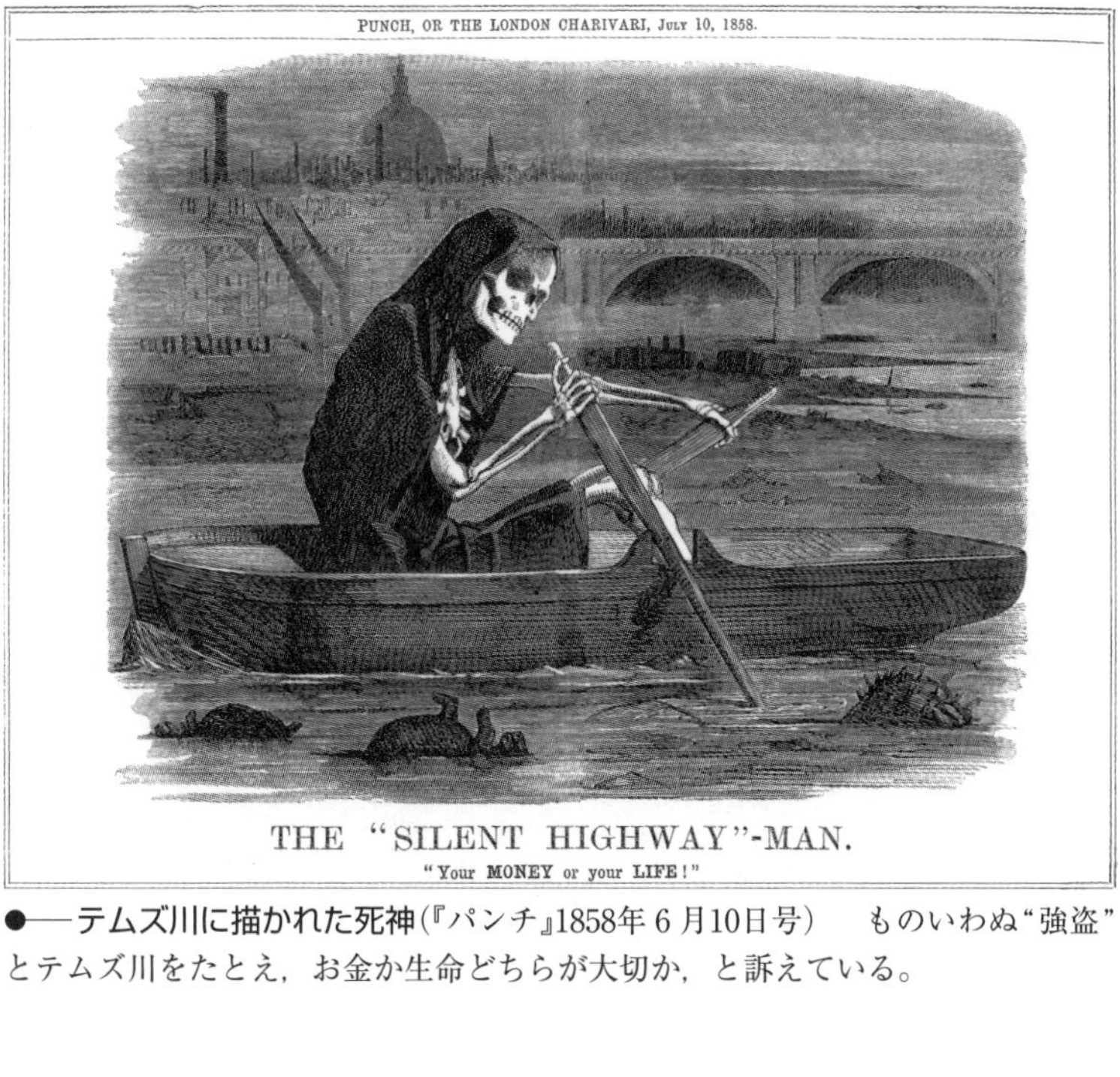
PUNCH, OR THE LONDON CHARIVARI, July 10, 1858.
THE "SILENT HIGHWAY"-MAN.
"Your MONEY or your LIFE!"

●—テムズ川に描かれた死神(『パンチ』1858年６月10日号)　ものいわぬ“強盗”とテムズ川をたとえ，お金か生命どちらが大切か，と訴えている。

この深刻な事態を人びとに喚起させたのは、一八三一～三二年における最初のコレラ大流行であった。伝染病は臭気によって発症すると信奉されていた時である。下水道の建設は加速され、一八四八年には公衆衛生法が成立した。

その意味で、一八五八年のロンドン「大臭気」騒動は、欧米先進国の産業革命以後の社会状況を正確に反映した。十九世紀に流行したコレラという世界流行病が、衛生行政を進展させたばかりでなく、欧米の近代的貿易活動が拡大するにつれて、日本に大きな影響をあたえるのは時間の問題であった。

一八七七(明治十)年来日したアメリカ人モースは故国のボストンと比較し、到着直後の東京を描く。動物学者の眼力に注目したい。要約する。

下水がそのまま入江や港に流され、水を不潔にして、水生物をすべて殺す。腐敗と汚物から生ずる悪臭は、周辺一帯に立ちこめ、すべての人の苦痛の種になっている。だが日本では、排泄物を細心に扱い、土壌を富ます。東京のように大きな都会で、その作業が遂行されているとは信じられない気がする。

桶は天秤棒の両端に吊るしてさげ、一杯になった桶の重さは、大男でも酷であろう。多くは、何マイルも離れた田舎へ運ばれて、蓋のない、半分に切った

▼公衆衛生法　The 1848 Public Health Act　一八四八年成立。給水、排水、道路清掃など衛生環境を整備することで、疾病の減少、健康の増進をはかった法律。

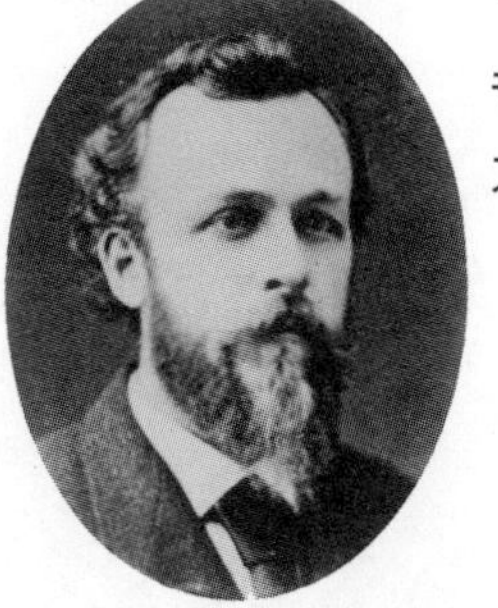

●―モース

▼モース　一八三八～一九二五年。E. S. Morse　動物学者として腕足類研究のために一八七七(明治十)年六月に来日し、大森貝《おおもりかい》塚《づか》を発見した。

▼*Japan Day by Day.*　翻訳は筆者による。以下の英語文献も同様である。

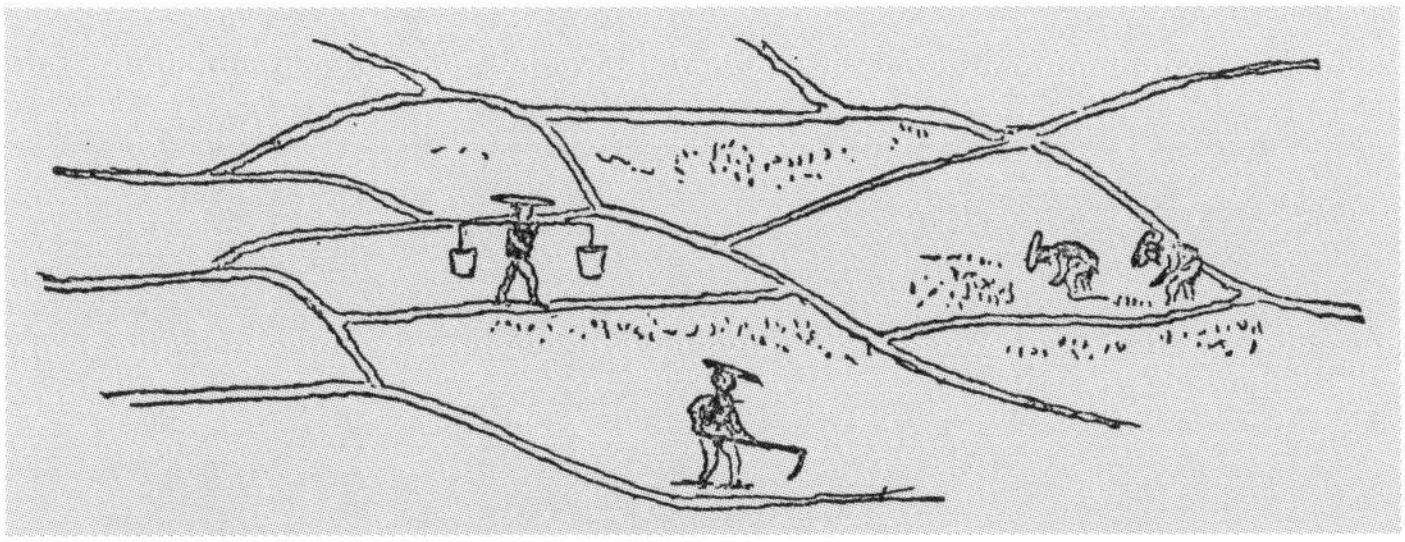

●—— **堆肥農業**（Edward S. Morse, *Japan Day by Day*. Vol. 1, Houghton Mifflin Com. 1885）　左の人物が桶で堆肥を運んでいる。

油樽みたいなものに入れられ、しばらく放置される。その後、長柄の木製柄杓で水田に撒布される。この物質のほか、土壌を富ますため、函館からはとても多くの魚肥の積荷がもたらされる（*Japan Day by Day.*▲）。

ボストンの下水道の実状、伝染病「臭気」説に影響を受けている点がユーゴーの作品と重なる。だが、モースは滞在をいかして「すべての排出物資」が「土壌を富ます役」になっている東京の現実を活写したところがひかる。

ユーゴーの死角を描いたのが、モースであった。

インドの風土病であったコレラは、イギリス人のインド植民地《しょくみんち》経営を契機に十九世紀世界の流行病になった。だが一八三〇年代の欧米先進国における伝染病のコレラ流行は、衛生行政を一気に向上させた。コレラの原因は当時、まだ突き止められていなかった。

欧米先進国の近代的な貿易活動は、流通経路で知られざるコレラを、世界に拡散した。人の移動も、表裏一体の関係にあった。筆者がそのことに気づいたのは、一九八七年に『横浜疫病史』を手がけはじめた時である。

国境を越え、境域なき伝染病という存在の大きさに驚かざるをえなかった。

開港前後の日本と「疫病」

一八五九(安政《あんせい》六)年七月(旧暦の六月)、日本は開港した。修好通商条約▲の締結国アメリカ、オランダ、ロシア、イギリス、フランスとの貿易を開始した。長崎、横浜、箱館(函館)の三港の外国人居留地《きょりゅうち》▲で、欧米人と日本人の誰もが従事してもよい自由貿易体制が始まった。

当時、毎年のように流行して風土病になっていたのは伝染病の痘瘡《とうそう》(疱瘡)である。震源地は中央アジア、六世紀に仏教とともに伝わったといわれ、もっとも恐れられた病気である。今日ではSmallpoxの訳語「天然痘」が使われる。

小林一茶《いっさ》は詠む――「疫病神《えやみがみ》　蚤《のみ》も負《おぶ》せて流しけり」。

句中の「えやみがみ」は「やくびょうがみ」である。一歳余の長女「さと」が一八一九(文政《ぶんせい》二)年六月に、痘瘡にかかった。当時は、痘瘡の疫病神を退散させる呪いとして、赤い紙で神体をつくり、巫女《みこ》のもとで祈る習俗があった。信濃国《しなののくに》に住む一茶も、長女の快復を願って実施したかもしれない。

だが、長女は亡くなった。その神体を、疫病をもたらす蚤も背負わせて除去しようとの想いで流した。最愛の娘を失った悔やしさが滲み出ている。

▼**修好通商条約**　一八五八(安政五)年調印、五九(同六)年施行された。自由貿易、領事裁判権、協定関税を規定した。

▼**外国人居留地**　条約締結国の外国人が貿易のために住み、商取引ができる地区。日本の法律適用外で、一八九九(明治三十二)年廃止された。

痘瘡は一度かかれば、二度とかからない。子どものうちに軽くすませ、免疫をえようとした。人工的に免疫をつくり、伝染を予防する方法が種痘《しゅとう》である。痘瘡にかかった人からの人痘種痘法は十八世紀中頃、日本に伝わった。さらに人痘を牛痘にかえて、より安全な種痘法になった牛痘種痘法▲は一七九六年に、イギリス人のジェンナー▲が発明した。

牛痘種痘法が日本に将来されたのは、発見から半世紀後の一八四九(嘉永《かえい》二)年である。三宅春齢《みやけしゅんれい》▲はその年から牛痘を二〇〇〇人余に四年間で手がけて、父兄には再発したら詰責せよと言った。だが誰ひとりとして来なかった(『補憾《ほかん》録《ろく》』下巻)。武蔵国《むさしのくに》生麦村の関口藤右衛門《せきぐちとうえもん》は一八四九年閏《うるう》四月七日、神奈川宿《しゅく》の大黒屋斎三郎《だいこくやさいさぶろう》から『疱瘡養育』一巻(一七九五年)を借用して、書き写すことになった。往時の書物とはいえ、効力があって一命を取り止める方法が西国からの風聞で伝わり、書写という行動をとらせたのかもしれない。関口家では一八五七(安政四)年一月、長男の英太郎が生まれた。翌年四月十二日に、神奈川宿の高橋医師が来宅して、英太郎に「植疱瘡」をする。牛痘種痘法である。

一週間もすると、見舞客が来る。金平糖《こんぺいとう》、煎餅《いりもち》、菓子類、達磨《だるま》、犬はりこの

▼**牛痘種痘法**　牛の痘瘡で、その痘毒は人に対し毒性が弱く、人体に接種し痘瘡の予防に用いる。

▼**ジェンナー**　一七四九〜一八二三年。Edward Jenner

▼**三宅春齢(董庵)**　一八一四〜五九年。安芸《あき》国(いまの広島県)の蘭方医。当初、漢方を学ぶが、蘭方医の翻訳書で知見をえた。その牛痘経験を随筆『補憾録』(一八五三年)としてまとめた。墓は広島市中区の禅林寺にある。

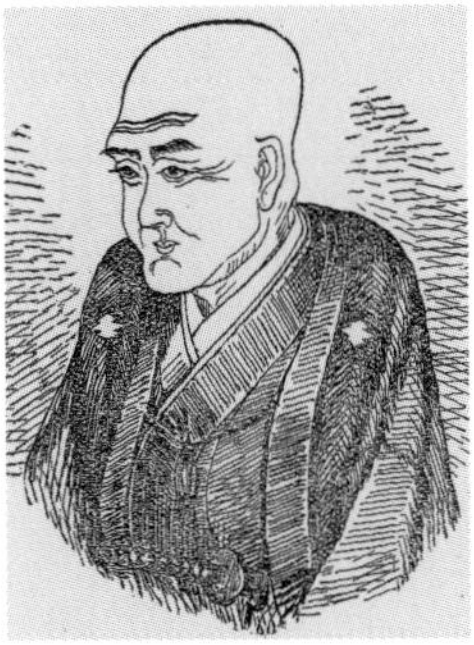

●——**三宅董庵**(『中外医事新報』第三八九号)

玩具、金銭を持参する見舞客もいた。二週間後の二十六日になると、英太郎に湯掛をし、関口家は赤飯をむして、見舞客の家に配る。種痘が成功したことがわかる。高橋医師に礼金として五〇疋《ひき》を出した(『関口日記』第一四巻)。

直後の五月七日、江戸の蘭方医《らんぽうい》たちは「種痘所」の建築が許され種痘を始めた。世に「お玉《たま》が池《いけ》種痘所」と呼ばれた。

その頃、将軍の家定《いえさだ》は病が重かった。一八四〇(天保《てんぽう》十一)年、一七歳で痘瘡済みであった。漢方医の奥医師は、手をつくすも効果がない。官医洋方の禁止時代で、異例としてシーボルト門下生で蘭方医の伊東玄朴《いとうげんぼく》に白羽の矢が立ち、戸塚静海《とつかせいかい》とともに奥医師に登用された。七月三日である。蘭方医がさらに増員され、六日に官医洋方の禁止も解かれたが、将軍は七日に死去した。

死去は一カ月後に公表された。将軍継承問題もあり、反対派の毒殺ではないかとの嫌疑も、伝染病「暴瀉病《ぼうしゃびょう》」ともいわれたが、脚気衝心《かっけしょうしん》が死因であった。このような蘭方医の奥医師登用は、牛痘種痘法や蘭方医の治療法に信頼が高まったことを示す。幕府の医局は新医学の淵叢の観があるとみられた。

玄朴の養子、伊東貫斎《かんさい》はアメリカ総領事ハリスの主治医に登用され、玄朴は

▼**『関口日記』第一四巻**　横浜市文化財研究調査会編、横浜市教育委員会、一九七九年。

▼**シーボルト**　一七九六～一八六六年。ドイツの医者、P. F. J. B. van Siebold 一八二三(文政六)年来日し、翌年長崎郊外の鳴滝《なるたき》で西洋医学を教えた。

▼**伊東玄朴**　一八〇〇～七一年。肥前藩《ひぜんはん》の藩医。シーボルトに学び、一八三三(天保四)年江戸で象先堂《しょうせんどう》を開き多くの蘭方医を育成した。

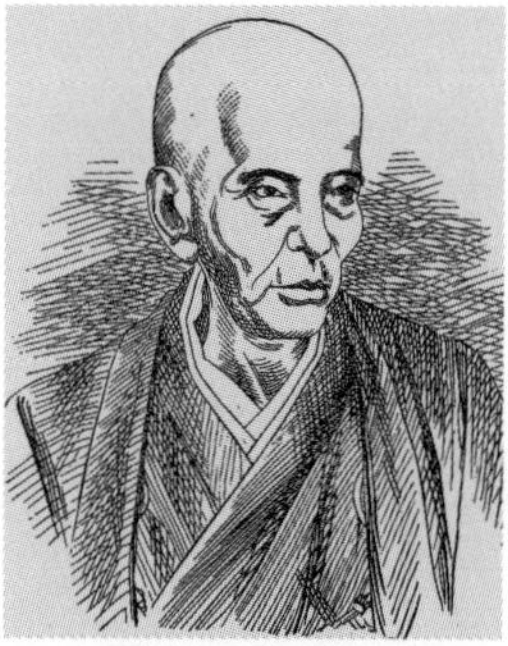

●──伊東玄朴(『中外医事新報』第二九五号)

一八六二(文久《ぶんきゅう》二)年、大槻俊斎《おおつきしゅんさい》の後任として、適塾《てきじゅく》▲の緒方洪庵《おがたこうあん》▲を推挙して奥医師に登用した。だが神奈川宿に住み医者であったヘボンによると、種痘に偏見をいだいて、近隣の日本人はほとんど接種していない。出会った大多数の日本人の顔には「あばた」があったと観察している(『ヘボン書簡集』▲)。

一八五八(安政五)年の七月十三日(旧暦六月三日)に、長崎のオランダ海軍医官ポンペ▲は、長崎奉行所《ぶぎょうしょ》に申し立てた——この両三カ月、出島《でじま》も市中《しちゅう》も、下痢や吐気の者がいた。昨日は三〇人である。アメリカ蒸気船ミシシッピー号も「腹病」が多人数で、他国でも発生し中国も「コレラアシアテイカ」が流行、死者は多数である。出島のヨーロッパ人も、変症を起こし「実真のコレラ病」にかからないよう注意し、胡瓜《きゅうり》、西瓜《すいか》は禁食である。私どもを襲う「危敵たるコレラ病」を除去するため賢慮をえたい——。ミシシッピー号はインド大反乱と中国アロー号事件の終了を総領事のハリスに伝えたかった。その後、長崎をへて、二十三日下田《しもだ》に到着し、日米修好通商条約を早く締結させることとなった。

ポンペの「コレラアシアテイカ」はラテン語cholera asiatica、英語ではAsiatic choleraで、直後の「実真のコレラ病」と同義語である。つまり、伝染性

▼**暴瀉病**　激しい下痢状の病気。

▼**適塾**　一八三八(天保九)年緒方洪庵が大坂で開いた蘭学塾。適々斎塾《てきてきさいじゅく》。

▼**緒方洪庵**　一八一〇〜六三年。備中《びっちゅう》の人。大坂、江戸、長崎で蘭学を学び、大坂で医業を開き蘭学教育に尽力した。

▼**『ヘボン書簡集』**　高谷道男編訳、岩波書店、一九五九年。

▼**ポンペ**　一八二九〜一九〇八年。J. L. C. Pompe van Meerdervoort　父の任地ベルギー生まれのオランダ人。一八五七(安政四)年来日した。

▼松本良順　一八三二～一九〇七年。佐倉順天堂《さくらじゅんてんどう》の佐藤泰然《さとうたいぜん》の次男。のちに順《じゅん》と称し、初代の軍医総監。

も流行性もある悪性「アジアコレラ」型である。それと違う、散発的なコレラ病(cholera morbus)ではないと主張している。

一八二二(文政五)年の西日本での流行以来、この恐るべき疾病は、長崎では聞くことがなかった。だがたくさんの犠牲者が出た。その原因は日本を外国に「開放」したからと当時の日本人は考え、外国人を敵視するようになった。

人口六万人の長崎で専門家のポンペは医師にコレラの特徴と療法を教えた。重い病気にかかるが、日本人が看護してくれたとポンペは回想する。ポンペの助手役、松本良順《まつもとりょうじゅん》▲は長崎のコレラ患者は一八〇〇余人とした。今日の研究では、患者数が一五八三人、死者が七六七人である。ポンペたちが治療した者は六〇一人、死者二二一人で、日本人医師の治療に比べ死者は少なかった。

翌一八五九年の夏、三二年のヨーロッパと同じ情景が、長崎でもみられた。長崎の人は外国人が故意に毒物を投じたのが原因と責め、医師は病人が治らぬほうが自分の利益になると、ことさらに病人を治さないと責めたてた。神様を担い、市中を練り歩いた。疫病の神を追い払おうというのである。

一八三二年のヨーロッパは、長崎よりはるかに深刻な状況であった。ポンペによると、ロシアでは医師を河に放り込もうとし、皇帝の干渉を必要とした。パリで実際、数人の医師がセーヌ川に投げ込まれた。大都市は無秩序と荒廃の坩堝と化した。民度の高いはずのヨーロッパ人の興奮と無軌道ぶりに比べて、日本人のほうがはるかに冷静であった。

ところで、一八二二年日本に初めて襲来したコレラ病は、一七年、インドで発生した世界的流行の最初の流れである。それは、ジャワからのオランダ船で長崎に流入した。朝鮮半島から対馬《つしま》、長門《ながと》の下関《しものせき》に入ったとの説もある。対馬は対外的窓口として長崎、薩摩《さつま》、松前《まつまえ》とともに「四口《よんくち》」▲のひとつである。幸いなことに、東海に広がることもほとんどなく終息した。未知のコレラにかかると、発病し三日のうちにコロリと死ぬので、俗に「三日コロリ」「コロリ」とも呼ぶ。

緒方洪庵は恐るべきことが「虎狼」のごとくとして、その字をあて「虎狼痢《コロリ》」と表記した。ヘボンは辞書でKorori(コロリ)を採択し、英語でAsiatic choleraの意味とし、choleraが日本語の音声と同じであると説明した。

一八三一年のヨーロッパでのコレラ流行は、二九年の世界的流行の二回目で、日本には襲来しなかった。三回目のコレラの世界的流行は一八五二〜五三年に

▼四口　通信国は正式な国交があった国(朝鮮と琉球《りゅうきゅう》王国)で、通商国は国交がなく貿易をした国(オランダと清《しん》)。四口はこれらの国との対外的な窓口をさした。

発生し、五四年にヨーロッパで大流行した。

ロンドンの医師スノウは、おだやかな気性であった。だが、コレラ病が多発した地域を戸別訪問し、とことん調べ、汚染された井戸つまり「不潔な水」がコレラの原因と突き止めた。この説はすぐに受け入れられなかったが、その後ロンドン市は徹底して、上水道の管理を施行したのである(*King Cholera.*)。

この流行が一八五八年、上海から長崎のコレラ流行となった。この時、江戸でコレラが流行した。斎竹《いみだけ》を立て軒端に注連縄《しめなわ》を張るもの、軒端に提灯《ちょうちん》を灯すもの、路上に小祠《しょうし》を営むもの、節分の夜のごとく豆をまくもの、門松《かどまつ》を立てるもの、八手《やつで》という木の葉を軒に吊すもの、さまざまな呪いが行われた。

魚類を食べれば、あたってただちに死ぬというので、漁師や魚屋は家業を失い、料理屋もそれに次ぐ。鶏卵や菜蔬は値を増した。棺を商うものは、昼夜を分かたずにつくれども間にあわなかった。寺院は葬儀で、片時の暇もなかった。荼毘で周辺の臭気は、鼻を覆ってたえがたかった。

八月朔日から九月末までの死者数は、およそ二万八〇〇〇余人で、コロリと死んだ者の多さに驚き「実に恐るべきの病」と『武江年表《ぶこうねんぴょう》』は記した。

▼スノウ　一八一三〜五八年。John Snow

▼*King Cholera.*　Norman Longmate, Hamish Hamilton, 1966.

▼**斎竹**　神事《しんじ》に不浄を防ぐため四方に立て、注連縄で連結した葉のついた青竹。

▼**『武江年表』**　江戸の町名主《ちょうなぬし》、斎藤月岑《さいとうげっしん》が編年体で十六世紀末から一八七三(明治六)年までの江戸、東京のようすを記述した。平凡社東洋文庫所収。

②—欧州「検疫」体制と西洋医学の受容

地中海諸国のコレラ会議と検疫問題

十四世紀の世界流行病がペストで、十五世紀のそれが梅毒であるとすると、十九世紀に大流行したコレラは第三の世界流行病であった。

ヨーロッパ人はコレラの激烈な悪性さに直面して、従来の病気とは区別し、震源地名を冠しAsiatic choleraやIndian choleraと名づけたのであろう。中国の貿易港、ニンポー(寧波)において、開港直後の一八四三年にEnglish choleraと呼んでいた。

ヨーロッパ人にとって、徴兵逃れや、陸軍、海軍、戦場や監獄で責任逃れをする時は、仮病を使うのは普通であった(*NCH.*)。カタレプシー、てんかん、視覚障害、難聴、断食、水腫、るい痩病、衰弱、肺や胃の病気、赤痢、熱病、精神錯乱、リューマチ、神経痛、潰瘍、怪我などである。これらに比べ、コレラの病状は突然に嘔吐、下痢を起こすもので、激烈な「悪い病気」であった。

イギリスのコレラ統計をみると(表1)、コレラ病と下痢症を別な項目として

▼**梅毒** Syphilis 性病のひとつ。紅色の発疹などが出る。

▼**NCH.** *The North-China Herald*. May 1, 1858.

▼**カタレプシー** catalepsy 強硬症。

●—表1　イギリスとロンドンのコレラ死者数

	イギリス		ロンドン	
	コレラ病	下痢症	コレラ病	下痢症
1838	331	2,482	15	393
1839	394	2,562	36	376
1840	702	3,469	60	452
1841	443	3,240	28	465
1842	1,620	5,241	118	704
1843	—	—	85	704
1844	—	—	65	705
1845	—	—	43	841
1846	—	—	228	2,152
1847	788	11,595	117	1,976
1848	1,908	11,067	652	1,913
1849	53,293	18,887	14,137	3,899
1850	887	11,468	127	1,893
1851	1,132	14,728	213	2,574
1852	1,381	17,617	162	2,375
1853	4,410	14,192	883	2,487
1854	20,097	20,052	10,738	3,147
1855	837	12,770	149	2,049
1856	762	13,815	152	2,244
1857	1,150	21,189	214	3,115
1858	673	13,853	131	2,035
1859	887	18,331	193	3,301
1860	327	9,702	51	1,373
1861	837	18,746	168	2,611
1862	511	11,112	106	1,736
1863	807	14,943	159	2,384
1864	934	23,531	196	2,894
1865	1,291	23,531	196	3,611
1866	14,378	17,170	5,596	3,147

Report on the Cholera Epidemic of 1866 in England. 1868, Appendix, 1 Tables(*British Parliamentary Papers: Health Infectious Diseases*. 3.)により作成。コレラ病，下痢症との違いは，本文の叙述を参照。1848年に首都下水道委員会法，公衆衛生法，52年には首都水道法が成立して，ロンドンの上下水道行政は改革の方向へ向かった。

いる。一八六六年の報告書では、三一年にepidemic cholera（伝染病のコレラ）が襲来した時、二つの病症があったとする。突然、しかも予告もなく発病した者は比較的にまれであった。もうひとつが、わずかな時間か、何日にもわたってか、まず下痢が続く特異な徴候を示した者がいた。

つまり、後者の下痢症は、嘔吐もけいれんもなく、液状の下痢がしばしば起きる病状と、多量の色をおびた水状の下痢と嘔吐が散発的で極端なけいれんはない病状との二種である。それに対して前者のコレラ病は、とぎ汁のような下痢で、嘔吐が一般に激しく、けいれんがしばしば危険をはらみ、目が多少くぼみ、体温が低下し、脈が弱まる。この症状は三段階で悪化した（*Report on The Cholera Epidemic of 1866 in England.*）▲。

イギリスで、一万人を超えるコレラの死者が出たのは一八四九年、五四年、六六年の三回であった。下痢症は一八四七年以降、一九回である。両者の数値を合計すると、四九年が七万二一八〇人で、最高を記録した。その後は、減少しつつも、散発的な大流行を五四年と六六年に引き起こした。

当時のイギリスでは、コレラの病症と原因を探る議論が盛んであった。この

▼*Report on The Cholera Epidemic of 1866 in England.* British Parliamentary Papers, Health Infections Diseases. 3.

コレラ問題(the cholera problem)で*cholerine*ということばを生むほどであった。子ども、大人でさえ、しばしば下痢にかかり、しかもアジアコレラの特徴的な徴候で苦しめられた。猩紅熱《しょうこうねつ》、梅毒、痘瘡《とうそう》、その他の伝染性の病気と共通するものをもっていたからである。

イギリスでコレラが流行した一八六六年、オスマン＝トルコのコンスタンチノープルで国際コレラ会議が開催された。コンスタンチノープルは古来、東西貿易の結節点であるとともに、伝染病の出口でもあった。

イギリス、フランス、プロシャ、オーストリア、ロシア、ベルギー、オランダ、デンマーク、スウェーデン、イタリア、ギリシャ、スペイン、ポルトガル、ローマ教国、ペルシャ、トルコ、エジプトの一七カ国で、三六人の代表が参加した。トルコの外務大臣が出席して、二月十三日に開会式が挙行されたが、実質的な会議は三月八日、開始された。

イギリスの会議報告書は手厳しい。要点は以下である。

会議の主要目的は、インドからコレラ流行病が伝播し、それがヨーロッパ中に拡散するのを防ぐ方法に同意することであった。コレラはガンジス河の土にいること、しかもイギリス政府は以前から水圧で川水を効率的にとるのに十分に注意を払わなかったが、それを完全に放棄したと公表された。

コレラは陸路と別に海路で、インドから紅海に向かうので、入口でスエズの責任者と国際検疫所を設置し監視する。コレラがエジプトに到達するや、エジプトで阻止する。エジプトと地中海沿岸の交通はコレラが流行中、中断され、郵便物は通過が許されると会議で提案された。議決は一三対三、少数の反対がイギリスのふたりとインドひとりである。四人は非現実的な提案と棄権した。

会議はすべての人間にとって、きれいで豊かな空気、清い水、汚れていない土が必要であると要求した。この自然界の基本要素は人間の永久的な権利で、コレラに脅威を突きつけられるまで、つまり人口が半分に減少するまで対策を延期すべきでない、船の衛生規則にとっても、重要である、と付記された。

つぎは検疫問題である。コレラが流行している港から来航する船は、たとえ申し分がなく健全な状態であったとしても、検疫で一〇日間引き留めるべきである。つまり、コレラが流行すれば、ヨーロッパの港間を結ぶ蒸気船はすべて停船する。海路の交通だけが停止され、陸路はそのまま継続する。

コレラかコレラ症状の下痢にかかった患者が発生した船は、積荷をおろし、健康な乗客をすべて隔離所に上陸させ、最後の患者を隔離させてから一〇日がたつまで、そこにとどめさせるという厳しい検疫であった。いくらか緩和した検疫措置は、コレラ患者がいない船でも一五〜二九日間で、航海した船は五日間、三〇日航海した船は二四時間、停船すべきである、と希望が述べられた。

イギリスの報告書は反論した。現況の科学は、このような分別がない厳しい検疫制度を支持しない。イギリスは他のどの国よりも、コレラを征服するのに大きな関心をいだく。コレラはわが光輝あるアジア帝国の災難である。インドの発展を邪魔する。人口を消滅させる。東洋のわが陸軍に死者を出す破壊者である。原野のもっとも荒々しい野蛮人よりも、もっと恐ろしい敵である。この三四年のうちに、四回かいくらか、沿岸地方を消耗させたのである。

もしインド政府がヨーロッパの法廷に正式に召喚されないのであれば、それは病気の発生地であるインドの責任を思い起こさせる。しかもこの会議で提案された多くの対策は、インドに向けられている。コレラはインドとヨーロッパとのあいだで伝播するからである。

この責任が否認されることはない。イギリス陸軍兵士の健康は改善されたものの、コレラの死者は依然、多い。一八五七年からのインド大反乱前の状態のようではない。ベンガルのコレラで死亡したイギリス軍兵士は一八三〇～四五年で、年平均一三二人である。だが、大反乱直後の六〇～六四年は年平均で九九人、六五年が三一人と急減した。ボンベイ、カルカッタ、マドラスで重要な衛生工事を遂行した。ガンジス河の大都市でも成就する。とにかく、汚れていない水を人びとに供給する対策をとらなければならない。

一八六六年段階のイギリスでは、このように予防医学を強調する見解つまり公衆衛生の思想を招来した。このことで、港で厳しい検疫を要請する処置から逸脱することができた。のちに一八七四年のウィーン万国衛生会議になると、海港検疫に反対する国は二〇カ国のなかで、半数を超えて、一二カ国を数えるにいたった(*A Wildness of Marshes.*)。

ベンガルの地元民のなかでは「沸騰した水」が、予防には一番ということばがあった。しかも、単純であるが「沸騰するまで」水を飲んではいけない。悪い水は時として、まちがいなく、すぐに病気になるともいわれていた。

▼**インド大反乱**　一八五七～五九年に全インドに広がった反英蜂起。最初のインド独立戦争でセポイの乱、シパーヒーの乱ともいう。

▼***A Wildness of Marshes.***
Kerie L. Mac Pherson, Lexington Books, 2002.

▼**スエズ運河**　フランス人レセップスが発起し、一八六九年開通した。

ところで当時、フランス主導のスエズ運河▲は建設中であった。一八五六年に建設が開始され、起工式は五九年四月、六九年十一月完成する。だがイギリスはインドからの東方貿易の動脈としてエジプトを支配し、紅海のスエズと地中海沿岸部とを結ぶ鉄道路線によって、役割を十分に果たせると考えた。一八五〇年、アレクサンドリア―カイロ―スエズ間の鉄道建設が開始された。五六年で前者の線路間、五九年で後者、つまりカイロ―スエズ間が開通した。

イギリスは一八五八年、フランス主導のスエズ運河建設に反対する下院議員が圧倒的であった。それは、イギリスの東方貿易の地位をおびやかすと考えられたからである。だが、スエズ運河が開通してみると、恩恵を最大にえたのはイギリスである。スエズ検疫は、イギリスの利益を一番おかすものであった。

欧州の「検疫」と西洋医学の積極的受容

伝染病はヨーロッパで一八六〇年代、とくに検疫との関係で、激しい論争を盛んに引き起こした。伝染病はトルコを除き、地中海のすべての国に依然として脅威をあたえ、検疫のことを議論するのはまだ偶像を崇めるようなものであった。それでいて、いつも病気の激しい発生から身を守りきれなかった。

一八六五年の夏、ある人物が地中海のトルコの島からヨーロッパの港に行く機会があった。コレラが流行り、トルコとギリシャの港との交通は停止した。イギリスの友人のヨットを借り、イギリス、トルコ、ギリシャの健康証明書をもっていた。だが、シリアより出港するやいなや、ギリシャの軍艦はヨットをとめ、トルコから来航したことがわかると、一一日間の拘留を命じた。検疫の理不尽さが、一八六六年のイギリス報告書で例示されている。

一方、伝染病はコレラ症状の下痢を介して、空気か水でうつり、それが実際に体に入り込んだとしても、前兆段階で、すばやい手当てで進行をとめられれば、単なる病気が発生したにすぎないことがわかり、その脅威を奪いつつあると、一八六六年報告書は研究の現状を知らせる。

検疫は権力者のすべての注意を引きつける。しかも、水の供給と浄化という大規模な衛生対策を放置する口実にもなる。人の交流を合理的に規制するのは重要である。しかし、検疫はかつて工夫したコレラ病の流行軽減策のなかで、最小限に重要な措置でしかないと、イギリスの一八六六年報告は概括した。

検疫は元来、中世ヨーロッパで疫病対策として実施された。東方貿易の門戸としてのヴェネチアはペストの上陸地であった。それを防ぐため、船舶の隔離と検疫をするという手段に気づく。四〇日間の船舶抑留は、十二世紀に記録があるといわれる。マルセーユで、それが実施されたのは一三八三年である。一四〇三年、ヴェネチアで市から二マイル離れた島には、外部との連絡をたつ隔離病棟が正式に建てられた。

英語で検疫というのはquarantineである。それは、イタリア語のquarantaで四〇の意味に由来する。聖書のノアの洪水▲が四〇日間であったことも、四〇日隔離の理由のひとつであったと考えられている。

このような検疫の知見は、いつごろ、日本に伝えられたのであろうか。幕府の洋学教育研究機関であった蕃書調所《ばんしょしらべしょ》▲の教授たちは一八六二(文久《ぶんきゅう》二)年の旧暦十月、官版『疫毒預防説』を刊行した。ヨーロッパでの一八五〇年前後の類書類からコレラに関する治療、予防法などを翻訳した。検疫説についても、紹介して「キュアランタイ子〔ネ〕」を「検疫」と訳した。

すなわち「キュアランタイネは四十日の義なり、原注にいわく、フランス人

▼**ノアの洪水**　旧約聖書の創世記で人類の堕落に怒った神が四〇日四〇夜の洪水を起こした。神から難を逃れるように命じられ、人類第二の祖先になった主人公ノアの方舟《はこぶね》の神話。

▼**蕃書調所**　一八五六(安政三)年幕府が創立した洋学の教授、統制、翻訳をする研究機関。一八六二(文久二)年洋書調所《ようしょしらべしょ》、六三(同三)年開成所《かいせいじょ》と改称した。

はこの語を伝染病、すなわち疫の預〔予〕防法の意に用ゆ、けだし伝染病ある地より来りて四十日の間、健全無事なる者は、疫を伝染せざる者となすを以てなり」。「およそ流行病あらんと疑へる国地より来れる船舶および旅客を、用心のため、その地に交通せしめず……貨物および書翰も烟《けむり》を以て之を薫〔燻〕す」。さらに「他国と盛に交通貿易をなす国は、必ずこの制を設置け〔せ〕り、この制はその船より来る者を上陸せしめず、また、この方よりその船中へ行くことなく、また、その荷物をも陸へ揚しめず」と検疫の急所をはずしていない。

幕府は一八五七（安政《あんせい》四）年十一月、長崎で西洋式の医学伝習所、医学校を開校した。オランダの援助で、一八五五（安政二）年に海軍伝習所を創設したのに続く、オランダ軍医ポンペを招聘しての医学教育所である。軍事を優先したとはいえ、幕府が開港以前の段階で、西洋式医学教育を開始したことは意義深い。

幕府は、ポンペに内科と外科の教授を依頼した。だがポンペは組織的な医学教育の必要性を要請した。母校ウトレヒト陸軍軍医学校▲のカリキュラムに類似する。すなわち、化学、物理学、解剖学、解剖実習、組織学、生理学、病理学総論、薬物学、薬学実習、中毒学、内科学、内科学各論、ポリクリニック、外

▼**ウトレヒト陸軍軍医学校**　十八世紀末にライデンに創設、一八二二年にウトレヒトに移転したオランダの軍医養成機関。理論と実地を重視した教育が特徴であった。

科学、外科手術学、包帯実習、眼科学、産科学、法医学、医事法制、採鉱学である(『蘭学の背景』▲)。自然科学、基礎医学を系統的に講義しつつ、実習を重視した。

日本人の学生は「多くの事柄を勉強せねばならぬとは夢にも思っていなかった」ので、一部の学生が削減を要求した。しかし、ポンペは「当然せねばならぬものはあくまでその通り取り扱うことに決心」し、変更は許さなかった。

ところが、ポンペが病床の臨床診断に学生を同伴すると、日本人はオランダ医学にこれまでよりはるかに信頼をよせ、学生もオランダ医学が漢方や和方の医学よりはるかにまさっていることを確信した。

ポンペの人体の解剖学は即座に実現したわけではなかった。杉田玄白《すぎたげんぱく》▲、前野良沢《まえのりょうたく》▲が一七七四(明和《めいわ》三)年、江戸で刑屍体の解剖を見学して、三年後『解体新書《かいたいしんしょ》』を刊行した。これは、ドイツ人が著わした解剖書のオランダ語訳を翻訳したものである。山脇東洋《やまわきとうよう》が著わした日本最初の解剖図録『蔵志《ぞうし》』に次ぎ、西洋医学の科学的で合理的な手法が認識、尊重された瞬間である。

ポンペは、長崎奉行《ぶぎょう》岡部長常《おかべながつね》の理解と弟子の松本良順《まつもとりょうじゅん》の奔走で、刑屍体を

▼**『蘭学の背景』**　石田純郎編著、思文閣出版、一九八八年。

▼**杉田玄白**　一七三三〜一八一七年。小浜《おばま》藩医の子として江戸で生まれ、家業とする外科で新しい道を志した蘭方医。

▼**前野良沢**　一七二三〜一八〇三年。幼くして孤児となり、縁続きの中津《なかつ》藩医前野家の養嗣子とされ、蘭方医となった。

手に入れて、屍体の解剖学講義を実施した。一方で、健康に関する医学課目、つまり衛生学の講義は最初、学生にほとんど受け入れられなかった。ポンペは時々、学生と市中を散歩した。臭い溝、汚物の山、汚い塵の積もったところをみせ、これらが人類の衛生上、恐るべき害をもたらすことを説いた。

ポンペは一八六一(文久元)年九月、西洋式病院「養生所《ようじょうしょ》」を開院した。幕府に、臨床医学の教育には付属病院が必要であると説いた結果である。朝八時に病院に出勤し回診した。その時、学生はポンペについて用事を手伝った。これはオランダとまったく同じであった。学生たちは仕事を分担し、三カ月ごとに交替した。包帯法、カルテの記載、薬局での薬剤の調合、食餌および浴室での監視、種痘に関する記載、病床記録、日誌の保管などである。

ポンペは学生の教育を厳格にした。その故は「ひとたびこの医師という仕事を選んだ以上、もはや自分の体ではない。まったく病人のものである。それを好まぬなら、よろしく医師をやめて他の仕事に転ずべきである」とした。

五年後の一八六二年八月、ポンペは当初計画した教科課程をおえた。幕府はさらに新しい課程を始めてほしいと伝えたものの、ポンペは拒絶した。休養をとりたかった。だがポンペは日本におけるオランダ勢力が欧米列強の第一位にいる時から、しだいに衰微してゆくのをみるのがしのびがたかった。

ところで、一八五八(安政五)年七月の長崎でのコレラ流行時、ポンペは弟子の松本良順に口述筆記させて、コレラの解説と処置法を印刷した。それは八月十三日、松本から大坂の緒方洪庵《おがたこうあん》に贈られたと、八月下旬刊行の『虎狼痢治準《ころりちじゅん》』にみえる。この解説書で、命を救われた者は少なくなかったと緒方は記した。治療薬の一つ「キニーネ」を使いすぎると批判する蘭学者がいた。だがコレラを療治する指針として、ポンペの解説書が果たした役割は大きかった。

幕府はポンペに後任を要請する。医学校でオランダの最高地位も奪われると心配しつつ、ポンペは手配して、一八六二年十一月、日本を去った。

ポンペの置き土産はまず、ボードイン▲、その後任者がマンスフェルト▲、化学と物理学のハラタマ▲、いずれもウトレヒト陸軍軍医学校出身のオランダ軍医である。岩佐純《いわさじゅん》、相良知安《さがらともやす》、長与専斎《ながよせんさい》、門倉玄春《かどくらげんしゅん》(伊東玄朴《いとうげんぼく》の愛弟子で山陵《さんりょう》奉行戸《と》田忠至《だただゆき》の侍医)、北里柴三郎《きたさとしばさぶろう》らが大きな影響を受けた。とくに、マンスフェルトの組織学実習で顕微鏡下の「拡大された組織の一片」をみつめて、軍人か政治家

▼**ボードイン**　一八二二〜八五年。A. F. Bauduin　一八四七年ウトレヒト陸軍軍医学校の教官に就任し、六二(文久二)年に来日した。オランダ貿易会社社員A. J. Bauduinは実弟。

▼**マンスフェルト**　一八三二〜一九一二年。C. G. van Mansvelt　オランダ人医師。一八六六(慶応二)年来日した。

▼**ハラタマ**　一八三一〜八八年。K. W. Gratama　一八五三年ウトレヒト陸軍軍医学校の医学教官。一八六六(慶応二)年に来日し、最初の化学、物理学の講義を担当した。

志望から医学に転じたのが北里であった。

一八六二年、コレラが流行した。横浜居留地《きょりゅうち》の対岸で、神奈川宿の寺院に住む宣教師ヘボンは九月一日付で、アメリカ本国に手紙で報告する。

数日前、神奈川宿で、ある大名の位の高い一人の家来が、コレラらしい病気にかかったので、往診に出かけました……「はしか」と「コレラ」とはあらゆる方面からの情報によって知ったことですが、日本帝国全体に流行しましたし、現在も流行しているのです。六月十七日から八月十一日にいたる五六日間にわたり、コレラ患者は五六万七七一三人中、江戸だけで七万三一五八人が死亡しております。神奈川と横浜とでも、日本人のあいだではかなりの多数の死亡者を出しています（『ヘボン書簡集』）。

ヘボンは手紙の二週間後、生麦《なまむぎ》事件の負傷者を治療した。

生麦事件の解決をめぐっては、戦争の気配が色濃くなった。翌一八六三（文久三）年五月、イギリスとフランスは横浜の外国人の生命と財産を守る名目で、横浜の山手《やまて》に軍隊を駐屯させた。七月の薩英《さつえい》戦争で決着したが、英仏の軍隊はその後も、横浜に駐留し続けた。そのことが、横浜に外国軍の病院をつぎつぎに設置させる一因であったと思われる。

フランス海軍病院は一八六四（元治《げんじ》元）年六月、居留地九番に建築を始めた。同年九月、イギリス海軍は山手に「疱瘡《ほうそう》病院」を設置して、イギリス公使館医官ウイリスが管理にあたり、翌年、居留民の要望で各国共用の疱瘡病院となる。オランダ海軍病院は一八六六（慶応《けいおう》二）年六月、山手八二番に建物を完成した。イギリスは一八六八（明治元）年、山手一六一番に着工し、アメリカが七〇（同三）年十二月に山手九九番に設置した。ドイツ海軍病院が山手四〇番で開院したのは、一八七八（明治十一）年六月のことである。

アメリカの宣教師フルベッキ▲が、一八六三年六月二十日の段階で「西洋医学による病気治療は評判がよく、旧式（漢方）医師や迷信を信じる民衆の反対があったにもかかわらず、非常に好意をもたれています。漢方医に対し、西洋医学の決定的な勝利は明らかに予知されています」と書き留めたのは、達見であるとしなければならない（『フルベッキ書簡集』▲）。

▼**フルベッキ**　一八三〇〜九八年。G. H. F. Verbeck　オランダに生まれ一八五二年渡米し、ニューヨークのオーバン神学校で修学し、五九（安政六）年宣教師として長崎に来航し、明治新政府の顧問もつとめた。

▼**『フルベッキ書簡集』**　高谷道男編訳、新教出版社、一九七八年。

③—転換期の西洋医学と日本人の「不潔」

西洋医学の勝利とドイツ医学

一八六六(慶応《けいおう》二)年十二月十一日(旧暦)の夜、御所《ごしょ》で臨時の神楽《かぐら》があった。天皇は、風邪気味のところを押して出御《しゅつぎょ》した。神事《しんじ》に入る前に、斎戒沐浴《さいかいもくよく》をする。白衣の上から冷水をあびた。その状態で儀は深更におよぶので、雑煮、うどんが供せられる。火の気がない神殿の板の間に座る。だが神楽が終らないうちに「病のために」退出した。

天皇はその夜から発熱した。十五日に発疹がみられ、疱瘡《ほうそう》の兆候である赤く色づく発疹(見点)がうかがえた。十七日、疱瘡であると確認されて、経過予定表の「日取表」を作成して発表した(表2参照)。天皇が疱瘡にかかった近例は、一七七三(安永《あんえい》二)年の後桃園《ごももぞの》天皇と、一八一九(文政《ぶんせい》二)年の仁孝《にんこう》天皇である。

天皇の典薬寮《てんやくりょう》医師は一五人が総出勤で、三班に分かれて当直した。位《くらい》で宮中の制服は色が違うが、赤の色に統一した。古来、赤色は疱瘡除けのまじないとされ疱瘡を病む天皇に近づく医師は赤色でも、あざやかな「緋《ひ》の絹《きぬ》羽《は》織様《おりよう》」の

●──表2　天然痘の発症経過例

	孝明天皇(1831年6月14日生)			関口英太郎(1857年1月11日生)	
	1866(慶応2)年12月			1858(安政5)年4月	
	日取書(経過予定表)		経過＊1	経過＊2	
1	12日	序熱(発熱)	発熱	12日	植疱瘡(高橋医師)
2	13日	同	同容	13日	
3	14日	同	拝診	14日	
4	15日	見点(発疹)	発汗不被為在	15日	
5	16日	同	見点模様	16日	
6	17日	同	疱瘡治定，日取書	17日	
7	18日	起脹(水泡)	順症	18日	
8	19日	同	起脹	19日	疱瘡見舞来ル
9	20日	同	同容	20日	
10	21日	灌膿(膿疱)	同容(水泡期峠越す)	21日	
11	22日	同	同容	22日	疱瘡見舞
12	23日	同	膿疱	23日	
13	24日	収靨(結疱)	容体急変	24日	
14	25日	同	痰喘，崩御	25日	
15	26日	同		26日	湯掛，赤飯配ル
16	27日	酒湯(全快儀式)		5月朔日	高橋医師来ル

＊1は伊良子光孝「天脉拝診・孝明天皇拝診日記」二(『医譚』復刊第48号，1976年)，
＊2は『関口日記』第14巻，横浜市教育委員会，1979年により作成。

Death of the Mikado.

It is only a few days ago that we informed our readers that the Mikado was suffering from an attack of small-pox We have received intelligence on which we place reliance that the Mikado died at his capital on the 30th ultimo. The news was in the mouths of many at Yedo on Saturday last and has been confirmed by a high Japanese Official.

●──天皇が天然痘を病んで崩御したことを知らせる英字新聞
(*The Daily Japan Herald*. 1867年2月11日付)　2，3日前，はじめて，天皇が天然痘を病んでいたことを外国人たちは知らされた。先る1月30日(旧暦12月25日)に，京都で天皇が崩御し，江戸では先週の土曜日(2月9日)に，風評が立ったことがわかる。

▼**中山忠能**　一八〇九～八八年。

▼**大村泰輔**　京都の室町通《むろまちどおり》出水下町《いずみしもまち》で開業。一八二八(文政十一)年『痘家食物撰』を刊行した。

▼**『中山忠能日記』三**　日本史籍協会編、一九一六年(東京大学出版会、一九七三年)。

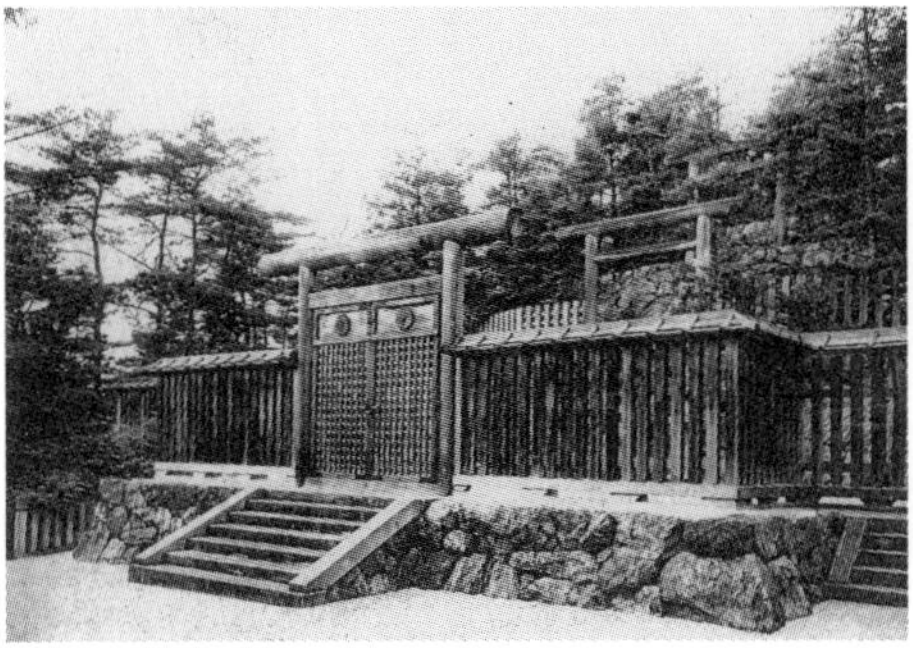

●**孝明天皇山陵**(『歴代御陵帖』)

衣装をつけた。親王も緋綸子《ひりんず》か緋縮緬《ひぢりめん》の服をつけて、日々病床を見舞った。だが病気が疱瘡と決すると、天皇は親王が感染することを心配し、快癒の日まで来てはいけないと命じた。

しかし、親王が生母の慶子《よしこ》の父、中山忠能《なかやまただやす》▲の屋敷にいる時、忠能は蘭方医の大村泰輔《おおむらたいすけ》▲をして、親王に種痘《しゅとう》を密かにほどこした。痘苗《とうびょう》は、種痘に長けていた医師の安藤圭州《あんどうけいしゅう》が牛痘《ぎゅうとう》を憚って、側近の公家《くげ》である野宮定功《ののみやさだいさ》の女児に実施してのちに、親王に接種した。天皇は種痘をほどこしていなかった。西洋医学の優位性が宮中の世界でも、確実に認知されはじめていたことがわかる。

天皇はその後、痘瘡《とうそう》の経過を踏む。容体は二十四日、急変して、翌二十五日死去した。数え三五歳である。雨が降り続き、宮中は火が消えたようになった。

慶子は翌日の早朝、父の忠能へごく内々に、その「大秘事」を書状で伝えて「御多言御無用」と念を押した。天皇は二〇歳頃より天下が騒がしく、一日一夜も安心できず御苦慮のみで疱瘡にかかって御災難、と慶子は父に述懐した。だが死去の公表は二十九日である。病状の急変と公表の遅延は政情の不安定さも加わり、毒殺説を生じさせた(『中山忠能日記』三▲)。

時勢は親王が種痘をほどこされたように、新しい方向に傾斜していた。

その一方、山陵奉行《さんりょうぶぎょう》▲戸田忠至《とだただゆき》▲は、天皇の埋葬について中古以来の荼毘《だび》の風習を改め、従来からの東山《ひがしやま》の泉涌寺《せんにゅうじ》▲境内の浄地を選び、山陵を築造する意見書を提出した。この説は採用され山陵の古制に復することになった。

一八六七(慶応三)年正月元旦(旧暦)中山忠能は内々で屠蘇《とそ》、鏡雑煮を食した。四日泉涌寺で御廟所《ごびょうしょ》の検知と知ると、忠能は山陵再興が夢のなかのようであると感嘆する。九日親王は践祚《せんそ》した。二十七日御棺は御車で泉涌寺に着くと、僧侶の先導で山陵に行く。白川石の石槨におさめられ、陵の盛土中央に白砂をしく(『孝明《こうめい》天皇実録』第二巻)▲。山陵は歴代天皇の灰塚と九重塔を眼下にみる。

一八六九(明治二)年二月十三日、新政府は長崎の宣教師フルベッキのもとへ山口尚芳《やまぐちなおよし》▲を派遣して、東京に出仕するように通達した。目的は大学設立の任務である。要請の出所は、新政府に仕えるフルベッキの教え子であった。フルベッキは二年前、佐賀藩の長崎致遠館《ちえんかん》で、副島種臣《そえじまたねおみ》や大隈重信《おおくましげのぶ》らの有望な生徒に新約聖書の大部分とアメリカ憲法の全部を教えたのである。

二月十六日、政府の最高責任者、三条実美《さんじょうさねとみ》は長崎県知事をとおし、フルベ

▼山陵奉行　荒れ果てた陵墓《りょうぼ》を調査し修復するために一八六二(文久二)年設置。

▼戸田忠至　一八〇九～八三年。宇都宮藩主戸田忠翰《ただなか》の弟忠舜《ただきよ》の次男で、のちに家老。

▼泉涌寺　京都市東山区の真言《しんごん》宗《しゅう》の寺。十三世紀の四条《しじょう》天皇が葬られて皇室の菩提寺となり御寺と呼ばれる。

▼『孝明天皇実録』第二巻　藤井讓治、吉岡真光監修、ゆまに書房、二〇〇六年。

▼山口尚芳　一八三九～九四年。佐賀藩士。フルベッキに長崎で英語を学ぶ。

ツキに一カ月以内に上京するよう伝えた。四月初め、東京に着く。大学を設立するという表向きの役目以外に目的があった。すなわち「有力な諸大名がここに会同し、帝国の国法の改正と外国との条約の改正ならびに欧米に使節を派遣することについて協議する予定」であった。まず開成《かいせい》学校▲の教師に就任した。

ただ着任した時点で確かなことは、フルベッキが新政府の重要な人の信頼を受けていることだけであった。フルベッキが教えた長崎致遠館に出入りしたのは、佐賀藩士のみでなく、他藩の高杉晋作《たかすぎしんさく》、伊藤博文《いとうひろぶみ》、井上馨《いのうえかおる》、後藤象二郎《ごとうしょうじろう》、小松帯刀《こまつたてわき》、西郷隆盛《さいごうたかもり》、西郷従道《じゅうどう》がいたといわれている。

一八六九年正月(旧暦)、福井藩の岩佐純《いわさじゅん》▲、佐賀藩の相良知安《さがらともやす》▲は医学校取調御用掛に任命されて、その直後、医学校兼病院が新設された。フルベッキが上京する直前のことである。岩佐と相良は佐倉順天堂《さくらじゅんてんどう》▲で蘭方医学を学び、長崎では前者がポンペとボードイン、後者がボードインに教えを受けた。

ところが、医学校兼病院の外国人教師に就任したのはイギリス人ウイリス▲であった。ウイリスは、一八六八(明治元)年の鳥羽伏見《とばふしみ》の戦いをはじめとして、新政府軍に従って戦傷者の治療活動に参加して、好成績をあげた。新政府の文

▼**開成学校**　一八六八(明治元)年開成所を再興し、六九(同二)年大学南校《だいがくなんこう》、七三(同六)年ふたたび開成学校、七七(同十)年東京大学の一部となる。

▼**岩佐純**　一八三六〜一九一二年。福井藩医。福井で坪井信良《つぼいのぶよし》、江戸、佐倉順天堂をへて、長崎でポンペとボードインに学ぶ。

▼**相良知安**　一八三六〜一九〇六年。佐賀藩医。佐倉順天堂をへて、長崎でボードインに学ぶ。

▼**順天堂**　佐藤泰然《さとうたいぜん》(一八〇四〜七二)が一八四三(天保十四)年千葉の佐倉で開いた病院兼医学塾。

▼**ウイリス**　一八三七〜九四年。W. Willis　アイルランド生まれのイギリス公使館医官。一八六一(文久元)年来日、生麦《なまむぎ》事件や戊辰《ぼしん》戦争で治療に尽力、六九(明治二)年から西南《せいなん》戦争勃発まで鹿児島医学校兼病院で医療に従事した。

教の最高責任者になる大学別当《べっとう》、土佐《とさ》藩主で「あばた」のあった山内豊信《やまうちとよしげ》（容堂《ようどう》）や、西郷従道を治療したことがあった。だがウイリスは学理の教授より臨床を得意としたようで、それが批評の対象となった（『東京大学百年史』通史一）。

長崎養生所《ようじょうしょ》で、ポンペやボードインから基礎医学教育を体系的に、厳格に受けた岩佐と相良の眼には、医学校兼病院の体制は姑息で真面目《しんめんもく》の制が整っていないように映った。七月の官制改革で山内が去って、新しい責任者になったのは福井藩の前藩主、松平慶永《まつだいらよしなが》（春嶽《しゅんがく》）である。

当時、日本人の学問はイギリス人、アメリカ人教師で担われ、雇われるべきとの意見が優勢であった。岩佐、相良、長谷川泰《はせがわたい》らは、医学教育はドイツ人に委ねるべきであると考えていた。だが、その考えは周囲の嘲笑をかった。

ある日、相良はフルベッキに会い、考えを述べた。相良は長崎でフルベッキに、教えを受けたことがあった。フルベッキは、相良の意見を支持した。医学はドイツ人の教授で担われるべきとのフルベッキの意見が、政府に伝えられた（*Verbeck of Japan.*）。ウイリスは同年末、鹿児島に向かった。

フルベッキは長崎時代の一八六六年、福井藩主の側近、横井小楠《よこいしょうなん》の甥左平《さへい》

▼**『東京大学百年史』通史一**　東京大学百年史編集委員会編、東京大学出版会、一九八四年。

▼**長崎養生所**　日本初の西洋式病院。一八六一（文久元）年完成、六五（慶応元）年精得館と改称した。

▼**長谷川泰**　一八四二〜一九一二年。長岡《ながおか》藩医。一八七六（明治九）年洋医の短期養成学校、済生《せいせい》学舎《がくしゃ》を創設し、一九〇三（同三十六）年廃校した。

▼***Verbeck of Japan.***　W. E. Griffis, Fleming H. Revell, 1900.

太《た》と太平《たへい》の兄弟がアメリカに留学するのを紹介した。一八七〇(明治三)年三月には、岩倉具視《いわくらともみ》の二人の息子で、フルベッキの生徒でもあった具定《ともさだ》▲と具経《ともつね》▲がアメリカに留学して、福井藩がお雇い外国人のグリフィスを招聘するのを仲介するほど、新政府の要人から信頼をえていたことは事実である。

一八七一(明治四)年十月のある日、フルベッキは岩倉具視から、かつて大隈重信に何かの意見書を手渡したことがなかったかと、質問を受けた。この問答から二カ月後には、岩倉具視の米欧使節一行はフルベッキの意見書に基づき、横浜港を出帆した。

日本の「英学」傾斜と水道問題

オランダ生まれのヘールツ▲は一八六九(明治二)年、ユトレヒト陸軍軍医学校の化学教官であったが、新政府の要請で長崎府医学校に着任した。

長崎府医学校は養生所、精得館《せいとくかん》をへての改称名である。学頭が長与専斎《ながよせんさい》▲で、医学教師はポンペ、ボードインの後任者マンスフェルトであった。ヘールツはこの年、ポンペと同じように悲しいことを報告した。すなわち「膨大な数のイ

▼**岩倉具定**　一八五一〜一九一〇年。

▼**岩倉具経**　一八五三〜九〇年。

▼**ヘールツ**　一八四三〜八三年。A. J. C. Geerts　ゲールツともいう。一八六六年ウトレヒト陸軍軍医学校の化学教官、六九(明治二)年来日した。

▼**長与専斎**　一八三八〜一九〇二年。大村藩医。

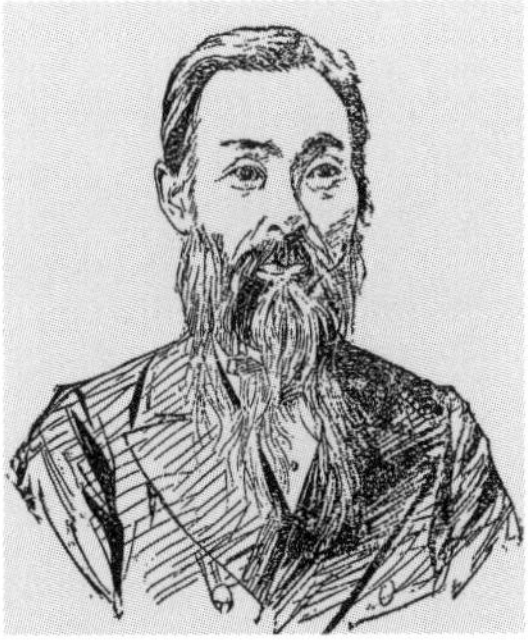

●——**長与専斎**(『中外医事新報』第五四〇号)

ギリス人とアメリカ人が日本に来て定住した。だが、オランダは日本における地位を保持するためになすべき多くのことをしていないために、影響力は増大するどころか減少している」と。

　しかも、日本人の学生の嘆きを書き留めている。つまり「われわれは、これまで多年にわたりオランダ語を採用し、きわめて数多くのオランダ語の本を利用してきたし、江戸にはこの言語を教授してくれる日本人の先生がいる。それなのに、どうしてわれわれは今さら別の国語を採用したりするのだろうか？現在わが国の一流の（日本人）医師は、すべてオランダ学校の出であり、オランダ学校にはそのような人がいつも見受けられたものである……今さら何故に変更する必要があろうか」と。

　事実、横浜に住む外国人の数で考えると一八六〇（万延《まんえん》元）年五月、オランダ人は八人、英米人が三六人（英二一、米一五）であった。一八六八（明治元）年六月になるとオランダ人が三七人で、英米人は二九五人（英二〇〇、米九五）である（『幕末維新の異文化交流』▲）。

　あらたに開港した兵庫と大坂の外国人居住合計でも、オランダ人は一九人、

▼『幕末維新の異文化交流』洞富雄、有隣堂、一九九五年。

英米人が一四二人(英九二、米五〇)であった。遅れて進出した「北ドイツ」でさえも、四六人である(*Commercial Reports.*)▲。オランダ人は、英米人の急増する勢いにおよばなかった。

一八五九(安政《あんせい》六)年七月の開港直後に、福沢諭吉《ふくざわゆきち》▲は「横浜見物」に出向いた。前年、福沢は大坂の緒方洪庵《おがたこうあん》塾を出て江戸で蘭学《らんがく》塾を開く。だが、横浜で店の看板も読めなければ、知る文字もない。数年、死にもの狂いでオランダ書籍の解読を勉強した。緒方塾で塾長にもなった。その勉強したものが、なんにもならない。横浜から帰った翌日、福沢は落胆している場合ではないと悟る。

すなわち「あすこに行われている言葉、書いてある文字は、英語か仏語に相違ない。ところで今、世界に英語の普通に行われているということはかねて知っている。なんでもあれは英語に違いない」と。

しかし、福沢は横浜のドイツ人の商社で、薄い『蘭英会話書』を購入した。読むのに字書が手元にない。九段下の蕃書調所《ばんしょしらべしょ》にいく。そこでしか読むことができない。横浜に行く商人がふえてきたので、何か字書があればと依頼する。John Holtropの二冊本『英蘭対訳発音付字書』を入手した。だが、高価な五両で

▼*Commercial Reports from Her Majesty's Consuls in Japan.* British Parliamentary Papers.

▼**福沢諭吉**　一八三五〜一九〇一年。中津藩士。

ある。寄留する江戸の中津《なかつ》藩邸で買ってもらい、毎日毎夜、勉強した。

日米修好通商条約の批准書を交換するアメリカ使節艦長の従僕名義で、福沢が浦賀《うらが》港から渡米したのは、翌年正月であった。勝海舟《かつかいしゅう》が乗る咸臨丸《かんりんまる》▲の一員である。勝の長男、小鹿《ころく》は数年後の一八六七（慶応三）年に、長崎のフルベッキの紹介でアメリカに留学する。福沢はサンフランシスコで通訳の中浜万次郎《なかはままんじろう》▲と、念願の英語辞書「ウェブストルの字引」を買うことができた。

長崎の精得館でマンスフェルトの講義を受ける山陵奉行の侍医、門倉玄春《かどくらげんしゅん》▲は一八六七年正月五日（旧暦）、横浜近郊に住む父に手紙を書く。横浜にフランスの養生所ができたことは聞くが、一年修行をするのに費用がどれほどかかるかと問い合わせた。長崎で一年間の学費は大藩の医学生が一五〇〜二〇〇両で、玄春は遊びもせず節約し五〇両でまかなった。横浜の新しいフランス海軍病院の情報が長崎に伝わって、医学生の関心を刺激した。

ヘールツがかつて書き留めた蘭方医をめざす日本人の嘆きは、長崎と違い新しい別の国語、つまり英学の勢いと東京の医学校兼病院のイギリス人医学教師採用への疑問と不安が刻印されていたことがわかる。

▼**咸臨丸**　幕府がオランダに注文し建造した日本初の蒸気軍艦。一八五七（安政四）年長崎に到着し翌年江戸に回航された。

▼**中浜万次郎**　一八二七〜九八年。一八四一（天保十二）年漁で遭難しアメリカ人に救助され教育を受け、五三（嘉永六）年土佐に帰国した。語学力をいかして活躍した。医師の中浜東一郎《とういちろう》は長男である。

▼**門倉玄春**　一八三四〜七〇年。一八五九（安政六）年伊東玄朴《いとうげんぼく》に入塾、六三（文久三）年戸田忠至の侍医として上洛《じょうらく》、六五（慶応元）年十月長崎養生所で学び、六八（明治元）年一月京都に帰る。

長崎府医学校の学頭、長与専斎は、世上の騒擾につれて学生の気風もゆるみがちと感じる。教師のマンスフェルトに相談して、医学校の改革を計画した。すなわち「日本では、従来、科学の素養を教授しなかった。新しい医学生は、予備学を教授されねばならない。理化学の予科課程をへて、本科の医学教育に進む。理化学の外国人教師を雇う必要がある」と。この計画は、長崎府知事を補佐する新任判事、井上馨の明断で実現した。ヘールツが招聘された事由である。

長与は、大坂の適《てき》塾で福沢諭吉の後任塾長であった。だが一八六一(文久《ぶんきゅう》元)年の春、長崎の養生所に入学した。いまや蘭学に一変する時節が到来し、またとない機会と、緒方洪庵がポンペに付き直伝の教授を受けるように教示したからである。一時、大村《おおむら》藩に帰るが、一八六六(慶応二)年藩命で、ふたたび長崎でボードインの講義を受け、六八年長崎府病院長に就任した。

横浜の英字新聞は一八六九年十二月十八日、イギリス人ブラントン▲の投書を掲載した。ブラントンの監督で、横浜で下水道工事が開始されたからである。

ブラントンは一八六八年八月、横浜に来日した。日本沿岸の危険なところに

▼**ブラントン**　一八四一〜一九〇一年。R. H. Brunton　イギリス人技師。一八六八(明治元)年来日した。

灯台を建築するため新政府によって雇われた技師であった。のちに日本の灯台の父といわれるが、神奈川県知事の寺島陶蔵《てらしまとうぞう》(宗則《むねのり》)に依頼されて、居留地《きょりゅうち》の整備計画にもかかわった。

この近代的な下水道工事は一八七一(明治四)年に、完工する。ブラントンは工事の開始にあたって、住民の理解と協力をえるために投書した。ロンドンでの糞尿処理の経験と横浜での便所事情を究明して、問題点を以下のように摘出したのである(*JWM.*)。

横浜では、便所は「糞尿留め」が使われているところと、周期的に取り除かれるまで汚物がいいかげんにつくられた木の箱のなかに残されたままになっている簡易便所がある。他方、井戸はほとんど深くないのが普通で、井戸からはさほど離れていないところに糞尿留めか、簡易便所がある。

しかも井戸は水に入り込む有害な汚物の成分で汚染される。土壌のなかにはすべて、井戸を横切る水脈がある。その水脈をとおって、有害な成分が水とともに供給される。糞尿留めも、この水脈を遮断してしまうと、有毒なガスや微粒子が井戸に水によって流れ込む。水や空気が有害になって

> も、必ずしも味覚や臭覚で感知できるとは限らない。ところが化学的に分析して、もっとも有害な成分を含んでいるとわかった水を好む人がいることも知っている。
>
> このように発生し記録される病気は、神経痛、マラリア熱、胸部炎症、間欠熱、腸チフスなどである。とくに、伝染病におかされやすくなっている人びとも存在している。……

横浜で病気が発生する材料は完全にそろっているといってさしつかえない。このような環境のもとで、今まで、とてもうまく逃れてきたのは驚くべきことであると、ブラントンは見解を述べた。コレラは空気の有毒ガスから伝染するという原因説に縛られていた。だが、ロンドンのスノウ医師たちの実地調査に裏づけられた水が原因とする説を日本で披瀝したことは特筆に価する。

下水道問題のつぎに、ブラントンは横浜の給水問題について論及した。

横浜は一八七〇（明治三）年当時、給水人口は日本人が一万八八八九人（隣接の吉田、野毛《のげ》、本村、中村で五九二九人）、外国人が一八〇〇人（欧州人六〇〇、中国人一二〇〇）、総計二万六八九九人であった。人口が急増するなかで、横浜の外国人は給水の改良を強く求めつつあった。一八七〇年三月十二日の英字新聞で、ブラントンは横浜で使用する水が不潔であると指摘した。

川からの水は「ろ過」し、水を不断に供給する横浜水道計画を練った。つまり細かい砂、粗大な砂、貝殻、細かい砂利、粗大な砂利からなる層に、水をとおすならば、不純物は分離できる。化学的な不純物だけが心配であった。

このようにブラントンは、横浜の居留地と日本人街を眼の前にして、危機感をつのらせた。給水問題は「軽視されるべきではない。排水と飲料水はたしかに関係があり、伝染病は必ずあとから流行るからである。伝染病は明日、来年の夏も流行らないかもしれない。だが、遅かれ早かれ、必ず流行る」。

多くの日本人が「清潔を最善と思わない」のと、井戸の水には有機物がかなり含まれているはずなのに、横浜では長いあいだ、伝染病が流行っていないのはほとんど「奇跡」であると、ブラントンは一八七〇年十一月十九日の英字新聞で論じた。

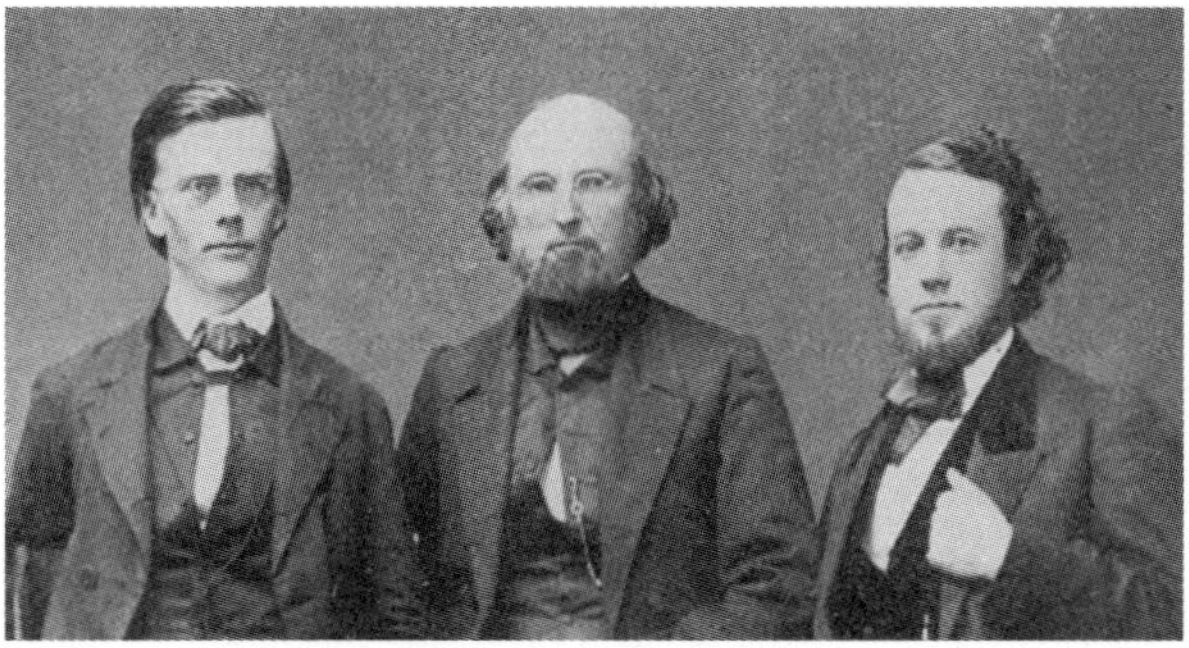
●―フルベッキ、ブラウンとシモンズ(左から)　(W. E. Griffis, *Verbeck of Japan*. Fleming H. Revell Company, 1900.)

④―新政府発足後の西洋経験と医療行政の設計

シモンズと福沢諭吉

一八七〇(明治三)年五月、福沢諭吉《ふくざわゆきち》は悪性の熱病に取りつかれた。

弟子たちは横浜で評判の高かったヘボンに往診を求めた。だが都合が悪く、かわりに東京芝新銭座《しばしんぜにざ》の福沢邸に来診したのは、横浜居留地《きょりゅうち》のヘボンの隣地で開業するアメリカ人医師シモンズ▲であった。

シモンズは開港直後、ヘボンに遅れて来日した宣教師兼医師であった。オランダ改革派の宣教師S・R・ブラウン、フルベッキとニューヨークで同船し、長崎に行くフルベッキとは上海《シャンハイ》で別れた。ヘボンが住む神奈川宿《しゅく》の成仏寺《じょうぶつじ》近くの宗興寺《そうこうじ》に居住した。シモンズは一八六〇年、医師としての道を選択した。

シモンズの来日前と再来日時のことは、あやふやである。筆者の調査によれば、一八三二年八月十三日ニューヨーク州ミランで生まれ、同州アルバニー医科大学で医学を修め、五五年コロンビア大学医学部College of Physicians and Surgeonsを卒業した。再来日時は一八六九(明治二)年十一月三十日、サンフランシスコ経由で妻と一人の子どもをつれていた(Albany Medical College Archive Papers, Columbia University Medical Center Archive Papers, *JTOM.*▲)。

さて、福沢は五月五日、子どもをつれ水天宮《すいてんぐう》の祭礼にいき、帰宅直後に発熱したといわれる。実際は、発熱して人事不省の病床に就いたのは中旬から六月七、八日までであった。シモンズの衰弱する者への処方はミルク、スープ、鶏卵剤に同量のウィスキーを加え、一時間ごとにあたえるというものである。しかも、高熱を冷やすには氷が必要であった。だが当時、東京では氷を売る店がなかった。函館の天然の囲い氷を横浜で購入して徹夜で運ぶ。

悪性の熱病を、福沢は伝染病の腸チフス、発疹チフスとも語る。発疹チフスはシラミやダニに寄生する病原体から伝染、一〇日余の潜伏をへて発病する。福沢が祭礼の人ごみに揉まれ、うつった可能性が高い。シラミは江戸の名物といわれたほどである。

福沢は、天皇の侍医伊東方成《いとうほうせい》▲(門倉玄春《かどくらげんしゅん》の兄弟子)、ウイリス、早矢仕有的《はやしゆうてき》▲などに診察してもらった。シモンズに対しては終生、親友として敬って、東京三《み》田《た》の慶応義塾《けいおうぎじゅく》の一角に住居を提供した。シモンズは一八八九(明治二十二)年生

▼**シモンズ**　一八三二〜八九年。D. B. Simmons　生年は一八三四年が従来の通説である。

▼***JTOM.***　*The Japan Times' Overland Mail.* Dec. 1, 1869.

▼**伊東方成**　一八三二〜九八年。相模《さがみ》の上溝《かみみぞ》出身で伊東玄朴《げんぼく》の養嗣子、一八六一〜六八(文久元〜明治元)年オランダに医学留学した。

▼**早矢仕有的**　一八三七〜一九〇一年。美濃《みの》に生まれ、医学修業し、一八五八(安政五)年江戸で開業し福沢諭吉の門下生になる。一八六九(明治二)年横浜で書店丸屋《まるや》を創業し外国書籍などを輸入、のち丸善《まるぜん》と称す。

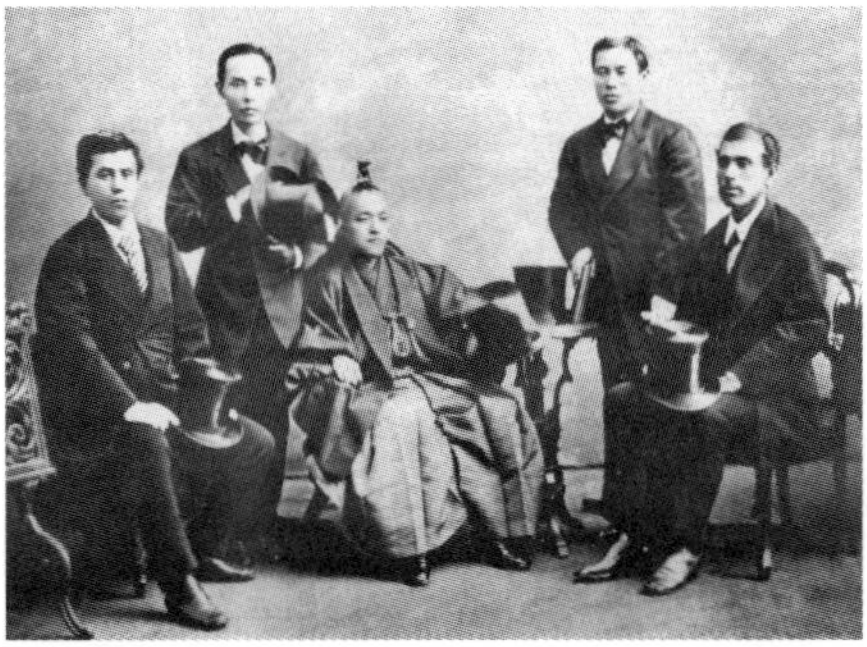

岩倉使節団

涯を終えた。横浜のユニオン教会の葬儀に参列した福沢は、山手《やまて》外国人墓地まで馬車に乗せられた遺体に付き添い、深い悲しみと厚い敬意をあらわした。シモンズの墓はのちに東京の青山《あおやま》墓地に移された。

新政府と岩倉米欧使節団の知見

一八七一(明治四)年十二月(旧暦十一月)に、岩倉具視《いわくらともみ》が大使、副使として木戸《きど》孝允《たかよし》(参議《さんぎ》)、大久保利通《おおくぼとしみち》(大蔵卿《おおくらきょう》)、伊藤博文《いとうひろぶみ》(工部大輔《こうぶたいふ》)、山口尚芳《やまぐちなおよし》(外務少輔《がいむしょう》)、その下に政府高官、男女の留学生をともなって、米欧に向かい旅立った。岩倉は、このたびの使節団が七世紀の「遣隋使《けんずいし》」という日本古代の故事に基づき実行されたことを意識して出発した。

幕府が調印した修好通商条約の締結国を歴訪、改定期限(一八七二〈明治五〉年五月)が迫っていた条約改定の交渉、米欧社会の開化《かいか》視察が主たる目的であった。なかでも注目すべきことは各省庁が派遣した政府高官、理事者の存在である。兵部《ひょうぶ》、宮内《くない》、司法、大蔵、文部、工部の各省は調査項目を設定し、それが米欧でどのように運営されているかを調査することが義務づけられた。

文部省は教育事務局諸規則をはじめ、大学校や学校科目、博物府、図書庫、病院法則、貧院法則など三〇項目以上の事項について「講求スヘキ」として上申している。文部省は学校教育だけでなく、医療、病院関係事務も管轄した。

文部省の理事官報告は、ケンブリッジ大学医学校を記述した。入学するにはラテン語、ギリシャ語、数学、地理書、フランス語学の試験があった。三カ年の医学課程は第一年が解剖学、生理学、普通化学、第二年が医科化学、薬剤学、病理解剖学、医学理論 並《ならびに》 施術、診察学、外科術並治療、第三年が病理解剖学、治療学、産科学、医学理論並施術、薬剤学である。

医学校は解剖学、生理学、診察学の便益のために、大都市に設置されたが、各年次で解剖学を設定し重視した。つまり解剖立会人からの三カ所を誤りなく解体したとの証書がなければ、等級に合格できない仕組みであった。

理事官随行員の一人、長与専斎《ながよせんさい》は当初から医学教育調査の目的地をドイツのベルリンとした。だが調査する過程で、長崎でマンスフェルトから大要を聞き小規模ながら医学教育を任じた経験があったものの、それを本場の大学で目のあたりにしたことは、深い感激をおぼえた。本場で体験したからこそ、長与は参議の木戸孝允、文部省理事官の田中不二麿《たなかふじまろ》▲に懇願し、東京医学校で一八七一年七月に採用したお雇い外国人医師ミュルレル、ホフマンに続くドイツ人として解剖学のデーニッツ▲を採用するにいたる（一八七三〈明治六〉年七月着任）。

医学教則、医師制度を取り調べるうちに、長与はあることに気づく。欧米では流行病、伝染病の予防はもちろんで、貧民の救済、土地の清潔、上下水道の引用排除、市街家屋の建築方式から、薬品、染料、飲食物の用捨取締にいたるまで人間生活の利害にかかわるものは細大漏らさず、一つの行政部をなす国家行政の重要機関がある。

医学教育調査が本務であった。だが、長与は、その行政機関について十分に意をそそぎ、日本に導入し「文明輸入の土産」となすべしと秘かに調べた。この健康保護のことは東洋には名称さえなく、まったく新しい事業である。そうであれば、一生の事業と長与は心に決めたからである。

しかし、この重要な組織はきわめて錯綜した仕組みで、あるいは警察の事務や地方行政につながって、日常のあらゆる人事にわたり、範囲がきわめて広い。長与にとっては茫漠として要領をえなかった。しかも、ベルリンは普仏《ふふつ》戦争▲後

▼田中不二麿　一八四五～一九〇九年。名古屋（尾張《おわり》）藩士。一八七〇年代後半、文部卿が欠員のなかでアメリカの自由主義的な教育政策を展開した。

▼デーニッツ　一八三八～一九一二年。F. K. W. Donitz　一八六四年ベルリン大学解剖学教室で学び、七三（明治六）年来日し東京医学校の解剖学教師、七六（同九）年東京警視庁雇となる。

▼普仏戦争　一八七〇～七一年、プロイセンを主とするドイツ諸邦とフランスとのあいだで起こった戦争でドイツの大勝利に終る。

▼**ウィーン万国博覧会**　一八七三年五月〜十月末（実際には十一月二日）に開催された、日本政府が正式に参加した万国博覧会（総裁大隈重信）。

の混乱がひどく、領土も広大であった。

そこで、長与は小国のオランダに行く。オランダが三〇〇年来の旧交の国柄で特別に親密で、日本事情にも多少通じるところもあった。オランダでは比較して実例を示してくれたので、おおよその内容をうかがうことができた。

岩倉使節団大使一行は帰路、ウィーン万国博覧会▲を見学してマルセーユから開通四年後のスエズ運河をとおった。一八七三年七月のことである。二十六日午後四時、ポートサイドから運河に入って、翌二十七日の午後四時三〇分に、スエズの埠頭に到着した。他方、長与専斎は二月一日、マルセーユを大使一行よりも早く発し、三月九日長崎経由で東京に帰着した。

総合的な西洋医制の設計と台湾出兵

長与専斎は一八七三（明治六）年三月に帰国するや、文部省の医務局長に就任した。初代局長の相良知安《さがらともやす》にかわっての重職であった。

新政府は医学校兼病院、痘瘡《とうそう》対策をはじめ、医療政策の基軸を漢方医学から西洋医学に転換しつつあった。だが、国家、社会一般の人びと（公衆）の観念も確かではなく、ましてや国民健康の保護は上下の人びとに理解しがたかった。手足となる開業医は漢方医が一〇の八、九を占め、西洋の事物といえば一概に忌みきらい、一切の新政に対して暗に反抗の念さえもつ者がたえなかった。

二年後の統計であるが(一八七五〈明治八〉年)、政府が調査した医師は二万三二八四人のうち、西洋医(洋医)五〇九七人(二一・九%)、漢方医一万四八〇七人(六三・六%)で、その他が「漢洋折衷」「和」「和漢折衷」と唱えたので、長与の回想は当をえている(『内務省第一回年報』二)。

長与は六月、一定の制度もなく弊習も深い「医術」を改め、新しい「医制」取調を太政官《だいじょうかん》から命じられる。門を閉じて沈思した。いかに上下前後の事情に牽制があろうと、欧米を模範とした医制を円滑にすると決心した。習俗事情に関わりなく、それこそ「真一文字に文明の制度」にのっとり定める。施行にあたり、急がず迫らずに多少の余地をあたえ、成功を期した。

長与は同年十二月末、相良が編成した八五カ条の「医制略則」を参考にし、全文七六条からなる「医制」を作成し、文部省をへて太政官に上申《じょうしん》した。だが太政官は翌一八七四(明治七)年三月十二日、左院《さいん》の議案をへて「医俗の事情」を斟酌

▼『内務省第一回年報』二　大日方純夫、我部政男、勝田政治編『内務省年報・報告書』第一巻、三一書房、一九八二年。

のうえ、まず三府から実施し、地方は当分見合わせるように指令する。

文部省は八月十八日、三府に「医制」の施行を達した。

全国の「医政」は文部省が「統フ」(第一条)、医政は「人民ノ健康ヲ保護シ疾病ヲ療治」し、その医学を興隆する事務とした(第二条)。第一一条まで全国に七カ所の衛生局と地方の衛生事務規程、第二六条まで西洋医学の医学教育、第五三条まで医術開業試験と免許(医師開業免許制度)、第七六条まで薬舗開業試験と免許(医薬分業制度)、薬物の取締規定である。

注目すべきは、医学校の規定である。予科は三年、予科科目が数学、ドイツ語学、ラテン語学、理学、化学、植物学大意、動物学及ヒ鉱物学ノ大意で、この試験に合格しないと本科に進学できない(第一三条)。本科は五年、専門科目が解剖学、生理学、病理学、薬剤学、内科、外科、公法医学である(第一四条)。相良と長与の長崎での西洋医学経験、長与の米欧使節調査の知見が、十二分に反映した。長与によれば、それは「真一文字に文明の制度」に従う。

それに対して、急がず迫らずに多少の余地をあたえたのは、医術開業試験と免許の条項である(第三七条)。医者は医学卒業の証書と専門科目二カ年以上の

▼**征韓論争**　朝鮮の鎖国《さこく》排外政策を武力で打破し、国交を開き、日本の勢力を伸ばそうとする征韓論に対して、大久保利通らが反対し国内政治の優先を説き対立した。

「実験ノ証書」を保持すれば、免状があたえられる。ただし従来の開業医は学術の試験をへないでも仮免状が受けられる。

伝染病の条項では「悪性流行病」つまりチフス、コレラ、天然痘、麻疹の類を例示する。医師は、これらと推量したならば、急速に医務取締および区戸長に届けなければならない（第四六条）。

医制は、一八七二（明治五）年の国民皆学と教育の機会均等を明示した近代的学校制度「学制」とならぶ近代的衛生行政の指針であった。

ところで文部省が医制を太政官に上申したのは一八七三年十二月二十七日、だが翌七四年三月にいたっても、太政官から指令がない。文部省は三月二日、太政官に一日もすみやかに施行するよう伺をふたたび立てた。医制は人民保護の大典で、かつ時機にかなった要件である。もとより「旧習ヲ一洗シ、医術ノ進歩ヲ期シ、衛生ノ急務」は一日もたちまちにできないと訴えた。三月七日、左院をへて、太政官からは三月十二日、施行指令となった。

米欧使節団の調査成果を盛り込み作成した上申書は提出され、その施行指令が大幅に遅れたのは何故であったのか。政府部内で征韓論《せいかん》▲をめぐって対立があった。一八七三年十月、米欧使節団の木戸、大久保らの閣員を中心とする内治《ないち》優先派《ゆうせん》は、西郷隆盛《さいごうたかもり》、板垣退助《いたがきたいすけ》、江藤新平《えとうしんぺい》らの征韓派に反対し主導権を握った。政府は分裂し、征韓派が下野した。

一八七四年一月十七日、板垣退助らは民撰議院《みんせんぎいん》設立の建白書を左院に提出、佐賀では二月四日、征韓を主張した江藤新平を擁して蜂起し(佐賀の乱)、政府は二月六日、清国《しんこく》領である台湾の生蕃《せいばん》事件▲問題の決着を閣議決定した。

すなわち一八七一(明治四)年十一月、琉球民《りゅうきゅうみん》が台湾の南東に漂着し五四人が殺害され、七三年三月には、小田《おだ》県(のちの岡山県)の四人が漂着し衣類器材を略奪される事件が起きた。政府は一八七四年一月、参議兼内務卿大久保利通と参議兼大蔵卿の大隈重信《おおくましげのぶ》に蛮地《ばんち》処分の取調方を命じ、二月出兵を閣議決定した。だが、在日外交団はその中止を迫った。出兵が「侵略的行動」であるとみたからである(『西郷都督と樺山総督』▲)。大久保は出兵中止を決め、長崎の台湾蛮地事務都督《ととく》西郷従道《じゅうどう》▲に会う。

だが、西郷は諸艦を台湾に出港させていた。大久保はやむをえないと認め、西郷を現地に出張させた。西郷は五月二十二日現地に到着し、六月一日からは

▼**生蕃事件**　生蕃は台湾の高砂族のうち山林に住む先住民をさし、一八七四(明治七)年の台湾出兵のこと。

▼**『西郷都督と樺山総督』**　西郷都督樺山総督記念事業出版委員会編、一九三六年。

▼**西郷従道**　一八四三〜一九〇二年。薩摩《さつま》藩士で隆盛の実弟。一八八四(明治十七)年に参議兼海軍卿となる。元老の一人。従道は「つぐみち」とも読む。

▼**熊本鎮台**　鎮台は一八七一(明治四)年東京、大阪、小倉《こくら》、石《いしの》巻《まき》におかれた軍団で、七三(同六)年名古屋、熊本に設置。のちに師《し》団《だん》と改められた。

▼『明治史要』 修史局編、一九三三年(東京大学出版会、一九六六年)。

●──表3 台湾出兵の戦病死者計538名の内訳

	戦死	水死	病死	(台湾	長崎	航海中	不明)
1874.5	5		2	(2			)
6	5		5	(3	1	1	)
7	1		14	(11	3		)
8			29	(19	5	4	1)
9		1	130	(100	19	9	2)
10			214	(123	61	25	5)
11			88	(38	39	10	1)
12	1		24	(	23	1	)
月日不明			2	(1			1)
1875.1～12			4	(	4		)
1876.9～10			13	(13			)
計	12	1	525	(310	155	50	10)

『西郷都督と樺山総督』より作成。

征討の指揮をとった。日本軍は熊本鎮台《ちんだい》▲兵《へい》を主力にして、三六五〇人の兵力であった。七月初めには、牡丹社《ぼたんしゃ》をはじめ南部の生蕃を平定した。一方、日清両国は外交交渉を重ねた。琉球と台湾の主権を主張しあい、両国は一八七四年十月イギリスの調停で合意した。清国は台湾「征討」を日本の「義挙」と認めて、償金を払い、日本は十一月末撤兵の命令を発した。日本軍の後方勤務を請け負った大倉《おおくら》喜《き》八郎《はちろう》は台湾出兵について、征韓論が決裂したあとの「鬱勃たる士気」を外征に向ける傾向があったと回想した。

一八七五年一月に、台湾蛮地事務局は廃止された。日本軍側の死者は、戦死一二、病死五二五、水死一、計五三八人である。佐賀の乱が戦死者両軍あわせ、三五七人であったことを考えると(『明治史要』▲)、表3の台湾出兵における病死者の多さに驚く。台湾到着直後、腸チフスにかかる者が多く、六月下旬になると風土炎熱、海外風土病、流行病、台湾病と称する病気にかかった。伝染病の間欠《かんけつ》熱、弛張《ちちょう》熱とも称すマラリアである。

宮中はドイツ人医師ベルケルと製氷器械を送るが、ベルケルも感染して帰朝した。八月中旬以後、病魔におかされない者はなかった。九月に入ると、軍医でさえ感染した。参軍の谷干城《たにかんじょう》▲は三回も感染し、都督の西郷も病む。長崎医学校は一八七四年十月、台湾蛮地事務局兵員病院に組み込まれて、台湾からの病者を収容した。長崎へ搬送中の死者が五〇人、長崎で一五五人が死去した。

台湾出兵は近代日本で最初の海外出兵であった。だが戦死者よりも、戦闘後の滞陣中に、伝染病のマラリアに罹患して病死した者のほうがはるかに多数を占めたことがわかる。当時、マラリア唯一の治療薬でオランダ製のキニーネ（キナ塩）は、九月中旬に用意した分がつき同年末に補給され、計三万一三〇グラムを消費した。

キニーネは十七世紀以降に、イエズス会の宣教師がもち布教活動をしたので「イエズス散」▲とも呼ばれた。開港後の日本で、ヘイトロ（沃度加里《ヨードカリ》）とともに、もっとも主要な洋薬であった。だが、偽物、粗悪品が多く出回った。薬品の品位、強弱を定めた取締制度の日本薬局方が一八八七（明治二十）年施行されたのはそれゆえである。

コレラ対策としての消毒剤、石炭酸の輸入が急増するのは一八七七（明治十）年以後である。石炭酸は投機性が高く、商機商略的な商品であった。

▼**谷干城**　一八三七〜一九一一年。土佐《とさ》藩士。熊本鎮台司令長官として西南《せいなん》戦争を指揮した。干城は「たてき」とも読む。

▼**イエズス散**　『武田二百年史』本編（武田二百年史編纂委員会編、一九八三年、武田薬品工業株式会社）による。

⑤ 衛生政策と外来伝染病のコレラ情報

新しい概念「衛生」と内務省衛生局

一八七三(明治六)年十一月、内務省《ないむ》が新設された。それは岩倉米欧使節《いわくらべいおうしせつ》の帰国(一八七三年九月)、征韓《せいかん》派の敗北(一八七三年十月)にみられるように内治優先《ないちゆうせん》派の勝利を意味した。内務省は、内治優先の中心的な政策実行機関としてばかりではなく、あらたな政策展開の核であった。

一八七四(明治七)年一月九日、司法省警保寮《けいほりょう》が内務省に移管されると、その翌日、内務省は事務を開始した。警保助《すけ》の川路利良《かわじとしよし》が岩倉米欧使節で警察制度を見聞、調査すると、西洋では内務卿《きょう》▲が全国の警察事務を取りあつかっていることがわかる。川路が建議し、大久保利通《おおくぼとしみち》内務卿はそれに応じて検討した。

警察は、川路が建議草案で説いた「人ノ養生」のごとく、「国家平常ノ治療」として内務行政化した。直後に、征韓派の民撰議院《みんせんぎいん》設立建白書の提出(一八七四年一月)、佐賀の乱(同年二月)、台湾出兵というようにして、内変外事があいついで起きた。大久保内務卿は奔走し省務をみることもできないで、ほとんど一年

▼内務卿　一八七三(明治六)年設置の中央官庁の内務省の長官。一八八五(明治十八)年官制改革以前の称。

が経過した。大久保は翌一八七五(明治八)年五月、いまや平穏に帰したので「建省ノ目的」つまり「内治」を整えて国力を養うことにつとめたい、と太政《だいじょう》大臣の三条実美《さんじょうさねとみ》▲に決意のほどを書いた(『大久保利通文書』六▲)。

まず産業育成の諸策があった。つぎは文部省医務局の内務省移管も岩倉米欧使節の成果と考えてよい。使節団出発以前の約定で、親しくみて学んだものは斟酌したうえで、実際に施行すると規定した(第五款)。一八七五年六月二十八日、文部省の医療行政は医学教育を除き内務省に移管され、内務省で出火した翌日の七月四日に第七局を設置しその事務を所管した。ところが、局長の長与《ながよ》専斎《せんさい》は七月十七日、その部局名を「衛生局」と改称した。

長与は米欧の地で、サニタリー(sanitary)、ヘルス(health)、ゲズントハイツプレーグ(Gesundheitspflege[保健衛生])の語を聞いた。深く心にとめなかったが、しだいに国民一般の健康保護を担当する特種の行政機関があると納得した。

一八七四年八月発布された「医制」起草過程のなかで、長与は原語を直訳して「健康」もしくは「保健」の文字を使っても「露骨」でおもしろくなかった。妥当な語はないかと思いめぐらすと、ふと、中国古典の『荘子《そうじ》』▲に「衛生」ということば

▼**三条実美**　一八三七〜九一年。公卿《くぎょう》。一八六九(明治二)年右大臣、七一(同四)年太政大臣となる。

▼**『大久保利通文書』六**　日本史籍協会編、一九二八年(東京大学出版会、一九六八年)。

▼**『荘子』**　中国の戦国時代中期に成立した古典。

があるのを思いだした。雑篇第一「庚桑楚篇《こうそうそへん》」の一節である。

村に病人がいた。仲間が見舞ったところ病人は自分の病気を説明した。だが自分の病気がよくわかっているので、ほんとうの病気には入らない。どうか衛生の経——生命を安らかに守る方法——をお教えいただきたい。

老子《ろうし》は答えた「衛生之経、能抱一乎、能勿失乎、能无卜筮而知凶吉乎」と。つまり「衛生の経とはね、純粋な一つのものを内に守っていくことだよ。これを失わないようにすることだよ。亀卜《きぼく》や筮竹《ぜいちく》といった占いなどに頼らないで、自分で吉か凶かを判断していくことだよ」と(金谷治訳)。

荘子における意味とは、やや異なっていた。だが、字面が「高雅にして呼声も悪くない。健康保護の事務に適用すべく、長与は部局名の改称を申し出た。文部省から内務省に移管した時、医制のなかで医学教育の条項を除き分離した関係で医務の二字はふさわしくなかった。

このようにして「衛生」は、長与が一八七四年に「医制」を作成するなかで最初に使用し、翌七五年七月、中央官庁の新しい部局名として誕生した。それは、岩倉米欧使節調査の「真一文字に文明の制度」を吸収しての着地点であった。

ヘボンの『和英語林集成』一八六七(慶応《けいおう》三)年初版はhealth, hygieneの訳語として「養生《ようじょう》」をあて、第三版(八六〈明治十九〉年)にいたってはhygieneの訳語として「衛生」を登載する。養生が個人の身体の健康保持に重点をおくとすれば、衛生は個人の身体を超えて、社会全体を視野にいれた近代的な国家維持を重視した用語として生起した。

長与は「医制」の発布を終えた直後の一八七四年九月に、東京医学校の校長を命じられた。当時文部卿は欠員で、岩倉使節の文部省理事官として派遣された田中不二麿《たなかふじまろ》が全権を握り、省内の刷新をはかっていた。前任の相良知安《さがらともやす》校長との交友の情誼が心にかかったところから、長与は兼務を辞した。

だが、参議《さんぎ》の木戸孝允《きどたかよし》、田中の勧諭で、長与は私情を排し東京医学校校長と文部省医務局長を兼務した。この時、医学校の移転問題が起こっていた。

天然痘予防規則と種痘の強制

内務省は一八七六(明治九)年五月十八日、天然痘《てんねんとう》予防規則を布達した。二年前の一八七四(明治七)年十月文部省が公布した種痘《しゅとう》規則に比べ、種痘を

▼痘家　痘瘡を牛痘《ぎゅうとう》種痘法で治療する専門家。

強制的に義務化したところが画期的であった。種痘規則第八条は、小児の出生七〇日より満一年までを種痘の適齢期として、以後七年ごとに接種することを規定した。だが天然痘予防規則は、その条項を第一条に格上げし、小児が生まれてから七〇日より満一年までのあいだに、必ず種痘するように規定し、種痘した者は、必ずその種痘医より「種痘済ノ証書」を請け取っておかなければならないとした(第二条)。

当時の内務省衛生局では庶務、製表、売薬、種痘、出納の五課がおかれた。長与専斎の祖父、俊達《としたつ》は漢方医から蘭方医に転換し、大村藩主《おおむらはんしゅ》から一八三〇(天保《てんぽう》元)年「痘家《とうけ》」▲を命じられて、古田山《ふるたやま》で「種痘山」を開き、種痘を広めたほどの先覚者であった。痘瘡《とうそう》は「鬼神の依托」といわれ、大村藩領では痘瘡にかかると、人家を離れた山に小屋を建て、送られ、治療することもできずに、全快し家に帰ることはまれであった。このような時代に、俊達は種痘に尽力し、大村藩で一八七一(明治四)年の廃藩置県《はいはんちけん》まで痘瘡で死去した者はいなかった。

天然痘予防規則が種痘を義務づけた背景には、専斎の祖父が種痘に傾注して実績をあげたことがあった。それを理解したうえで、無視できないのは伝染病のなかで痘瘡の病勢が突出し全国的に減退していなかった点である。

もっとも病勢が強く広がりやすいのは、梅毒であった。だが、流行性の伝染病は痘瘡である。内務省統計によると〈一八七五〈明治八〉年七月〜七六〈同九〉年六月〉、痘瘡患者の総計一五六九人の内訳は、治癒者九四〇人、死者五二〇人、治死不明一〇九人である。致死率は三三・一％であった。

フィラデルフィア万国博覧会と上野公園

長与専斎は一八七六(明治九)年七月五日、アメリカのフィラデルフィア万国博覧会に出張を命じられた。

政府は一八七四(明治七)年、アメリカが七六年四月から建国百年を記念して万国博覧会を企画したのに対し、その参加を応諾した。アメリカとの交際上、断わることができない。政府はこれを機会に、日本の輸出の助けになるような品を選定し出品を決定した。

大久保利通内務卿が博覧会事務局総裁に就任したことから、当時の内治優先策つまり国内産業を育成し、生糸をはじめ輸出商品を宣伝し輸出を拡大する路線を欧米に示す好機としてとらえたことがわかる。西郷従道《さいごうじゅうどう》が副総裁、内務省勧業権頭《かんぎょうごんのかみ》の河瀬秀治《かわせひでじ》▲が事務長官で、神鞭知常《こうむちともつね》▲らの内務省勧業寮の官吏を中心に組織し、内務属の速水堅曹《はやみけんぞう》▲が生糸審査員として万国博覧会場に出張したことも、外貨を獲得する内地産業の育成路線を誇示する意味があった。

博覧会の参加にともなって、文部大輔《たいふ》の田中不二麿は教育事務を取り調べ、長与も陸軍軍馬医監の石黒忠悳《いしぐろただのり》▲も、フィラデルフィアに派遣された。後者のふたりは同地の万国医学会に出席する用務もあった。三宅秀《みやけひいず》東京医学校教授は英語力が達者であったので、長与に随行した。長与と三宅は「一般衛生」を調べ、石黒は「軍事衛生」を視察した。三人で、市中の糞尿の処理を研究し、その浚渫の現場をみるために巡視したこともあった。

だがこのアメリカ派遣について、上司の山県有朋《やまがたありとも》陸軍卿と松本順《まつもとじゅん》軍医頭は石黒に見聞を広めさせ、一層役立つ人材になるように、しばらく「息抜き」として洋行させてくれたという趣きもあった。帰国後、石黒はこの派遣が「益するところが多かった」と述べた。長与にしても、同じような経緯があったとも思われ、しかも役に立つことが多かった。

▼**河瀬秀治**　一八三九〜一九二八年。京都の舞鶴《まいづる》に生まれ、宮津《みやづ》藩士の養子となる。譜代《ふだい》のなかで勤王を唱え、一八七三(明治六)年群馬県令《けんれい》、七四(同七)年熊谷《くまがや》県令、内務大丞《だいじょう》兼勧業権頭をつとめた。

▼**神鞭知常**　一八四八〜一九〇五年。丹後《たんご》に生まれ、一八七〇(明治三)年宮津藩大権属、七三(同六)年大蔵省租税寮、七四(同七)年勧業寮に転じ、七六(同九)年米国費府博覧会御用掛。

▼**速水堅曹**　一八三九〜一九一三年。前橋《まえばし》藩士。一八七〇(明治三)年前橋藩で日本初の器械製糸所を設置し富岡製糸所《とみおかせいしじょ》の所長もつとめた。のち「けんそう」と称す。

▼**石黒忠悳**　一八四五〜一九四一年。福島生まれ。一八六四(元治元)年、江戸で西洋医学を学び兵部省《ひょうぶしょう》軍医寮に出仕、陸軍軍医制度の基礎を築き、軍医総監をつとめた。

長与は、大久保内務卿と田中不二麿に重用された。田中は名古屋藩時代から勤王派《きんのう》で、王政復古《おうせいふっこ》時に大久保とともに参与《さんよ》に列せられて、国之輔《くにのすけ》を不二麿と改名し、大久保の信頼が厚かった。大久保は一八七六年四月二十一日、田中が渡米するのに離盃を重ね、長与は三年後に生まれた子女を「不二子《ふじこ》」と命名するほどであった。

長与は七月十一日渡米、十一月三十日、横浜に帰港した。東京医学校兼病院が本郷《ほんごう》の旧前田邸跡に新築されはじめて、完工する時期にあわせたかのような日程である。石黒は一八七〇(明治三)年二月、長与の前任である相良知安校長のもとで上野山内《うえのさんない》への移転計画を立案したが、その計画は突然中止となった。

当時、医学校お雇い教師ボードインは、石黒の案内で移転候補地の上野山に行くと、東京のような大都会は公園がなければならないと反対した——「この幽邃《ゆうすい》▲にしてまたと得がたい古い樹木のある形勝無類の地を潰ぶし、せっかくの美観を形成する大木を切り倒すなどは無謀の甚しきものである」と。

天皇は一八七六年五月上野公園に行幸《ぎょうこう》し、医学校兼病院は十一月末に本郷へ移転した。

▼**幽邃**　景色などが物静かで奥深い。

▼**五代友厚**　一八三五～八五年。薩摩藩士。一八六五(慶応元)年藩命で留学生をつれ欧州を巡歴し、翌年帰国。外国事務局判事をへて、一八六九(明治二)年実業家に転身した。

コレラ流行情報と「予防法」の外交交渉

一八七七(明治十)年の元旦、大久保利通内務卿は天気快晴で、新春の光景が悠然と感じられた。午後は五代友厚《ごだいともあつ》▲が来て、いつものように碁を囲む。

だが二月十三日、大久保は「鹿児島暴徒」が「妄挙ノ勢」との電報を受け、午後三時四十分の汽車で横浜に行き、六時玄武丸《げんぶまる》に乗って横浜を出港した。西風が強く、船は進まない。十六日午前二時、神戸に到着した。三時四十分、五日に開業式をした汽車で京都に行き、九時頃太政大臣の三条実美を訪ねた。

アモイの福島九成《ふくしまきゅうせい》領事は「鹿児島暴徒」が気がかりな七月四日、外務大輔の鮫島尚信《さめじまなおのぶ》▲に、アモイ地方でコレラが流行していると報じた。福島領事は一八七四年の台湾出兵時、西郷従道や大久保内務卿を中国在勤領事として支えた。大久保が北京《ペキン》で交渉する直前、福島は上海《シャンハイ》で大久保に台湾の実地景況を報告し、終了後アモイで饗応した。大久保は「風景絶妙、一湾緑水、奇石怪巌、雅趣無極」と感嘆する。福島は、大久保がアモイ対岸の台湾に渡り撤兵を完了させるため上陸した時、大久保に同道した陸軍少佐であった(『大久保利通日記』二▲)。

さて、福島領事のコレラ病流行報知は七月十七日、本省に到着した。それに

▼**鮫島尚信**　一八四五〜八〇年。薩摩藩士。一八六五(慶応元)年、藩の第一次留学生としてイギリス留学、六八(明治元)年帰国し、七〇(同三)年外務大丞、七五(同八)年外務大輔となる。

▼**『大久保利通日記』二**　日本史籍協会編、一九二七年(東京大学出版会、一九六九年)。

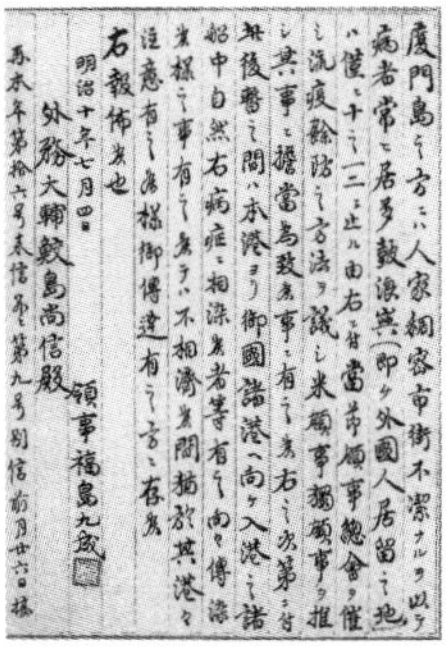
廈門島ニ方ニハ人家稠密市街不潔ナルヲ以テ病者常ニ居多数浪並(即チ外国人居留ニテ地ハ僅ニ十ニ一二ニ止ル由)右ニ付当市領事総会ヲ催シ流疫豫防ノ方法ヲ議シ米国領事独リ領事ヲ推シ其事ニ担当為致候事ニ有之候右ニ付次第ニ付以後当港ノ間ハ本港ヨリ御国諸港ヘ向ケ入港ノ諸船中自然右病症ニ相染候者等有之而々伝染候様之事有之候テハ不相済候間猶於其港々注意有之候様御伝達有之度此段為
右報告候也
明治十年七月四日　領事福島九成
外務大輔鮫島尚信殿
本年第拾六号来信并ニ第九号別信前月廿六日接

●——アモイの福島九成から鮫島尚信に宛てた文書

よれば、本年のアモイは霜雨が続き、この頃、わずかに晴れてもひどい暑さに向かい、にわかに八四、五度(セ氏三〇度ぐらい)まで上昇した。天気はつねに湿気が多くて蒸し暑い。一〇日前よりはコレラ病が流行した。

症状は、はなはだ「暴劇」で、たいてい一日ももたない。死者が一日で多い時は一〇〇人になる。アモイ島では、人家が稠密で市街は不潔で、病者はつねに多い。外国人居留《きょりゅう》地《ち》のコロンスは、病者が一〇人のうち一人か二人である。当地で領事総会を開き、流疫予防の方法を議論して、アメリカとドイツ領事が担当することになった。今後、アモイより日本の諸港に向けて入港する船舶中で、自然、その病症にかかり伝染することがある。日本の港では注意されたいと報知した(『日本外交文書』第十巻▲)。

外務卿の寺島宗則《てらしまむねのり》▲は七月十七日到着のアモイからのコレラ情報を、二日後の十九日、内務省に伝達して、予防方法を照会した。一方で、寺島は二十三日、芝《しば》の外務省でイギリス公使のパークス▲を応接した。

公使　清国《しんこく》のアモイでコレラ病流行のよしである。貴国は近国ゆえに、その予防法を設立すべきことと存じます。

▼**『日本外交文書』第十巻**　外務省編、日本国際連合協会、一九七五年。

▼**寺島宗則**　一八三二～九三年。松木《まつき》弘安《こうあん》とも称した。伊東《いとう》玄朴《げんぼく》らに蘭学《らんがく》をおさめ藩主の侍医もつとめた。一八六九(明治二)年外務大輔、七三(同六)年外務卿となる。

▼**パークス**　一八二八～八五年。H. S. Parkes　一八六五(慶応元)年イギリス公使として来日、八三(明治十六)年離日した。

●——パークス(『ジャパン＝パンチ』一八七五年四月号)

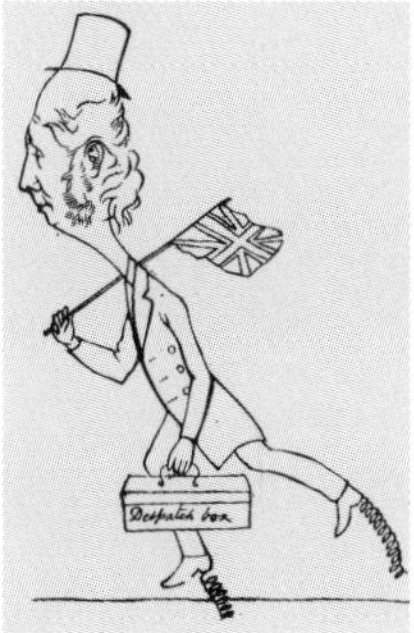

●——アモイのコレラ情報に関する寺島とパークス応接の記録(明治十年七月二十三日付)

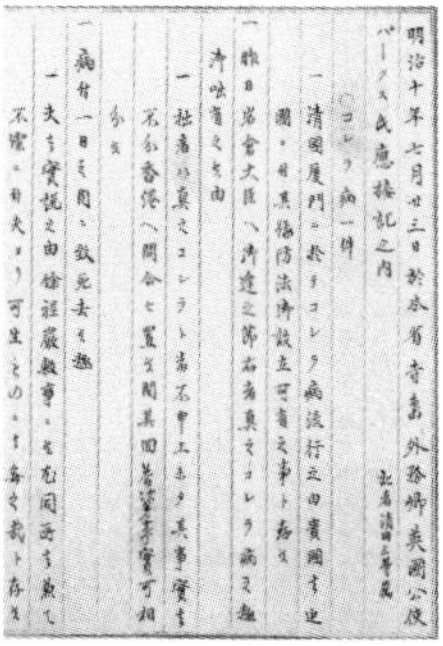
明治十年七月廿三日於本省寺島外務卿英國公使
パークス氏應接記之内　記者清田三等属
○コレラ病一件
一　清國廈門ニ於テコレラ病流行之由貴國ニ而定
國ニ而其豫防法御設立可有之事ト存候
一　昨日岩倉大臣ヘ清遣之節右病真之コレラ病之趣
御咄有之候由
一　拙者ハ真之コレラト者不申上未タ其事實ヲ
不分香港ヘ問合セ置候間其回答有之實可相
分候
一　病付一日之間ニ致死去之趣
一　夫ハ實説之由

寺島　昨日、岩倉具視右大臣《ともみうだいじん》にお会いの節、それが真のコレラ病のようすとお話になったよし。

公使　私は真のコレラとは申し上げず、その事実はいまだわからない。香港《ホンコン》へ問い合わせ、その回答がありしだい、事実がわかる。

寺島　病にかかると「一日」のうちに死去にいたるようすです。

公使　それは実説のよし、よほど厳しい。アモイは以前から不潔で、かかれば生きられないと存じます。貴国は近いので危険である。

寺島　よほど心配です。

公使　四、五年前……協議した規則がある。それを用いるのがよい。幸い、アモイよりはただちに来る船がなく幸運である。規則を布告して真のコレラであれば、よろしい。だが、そうでなければ、かえって人心を驚かし、不都合である。香港の報知をえたうえで、申しあげる。その間、規則をご覧くだされたい。

寺島　承知した。もし布告した時は軍艦をもって検査する。だが今、軍艦は西南《せいなん》事件で入用し一艘もない。困却している。

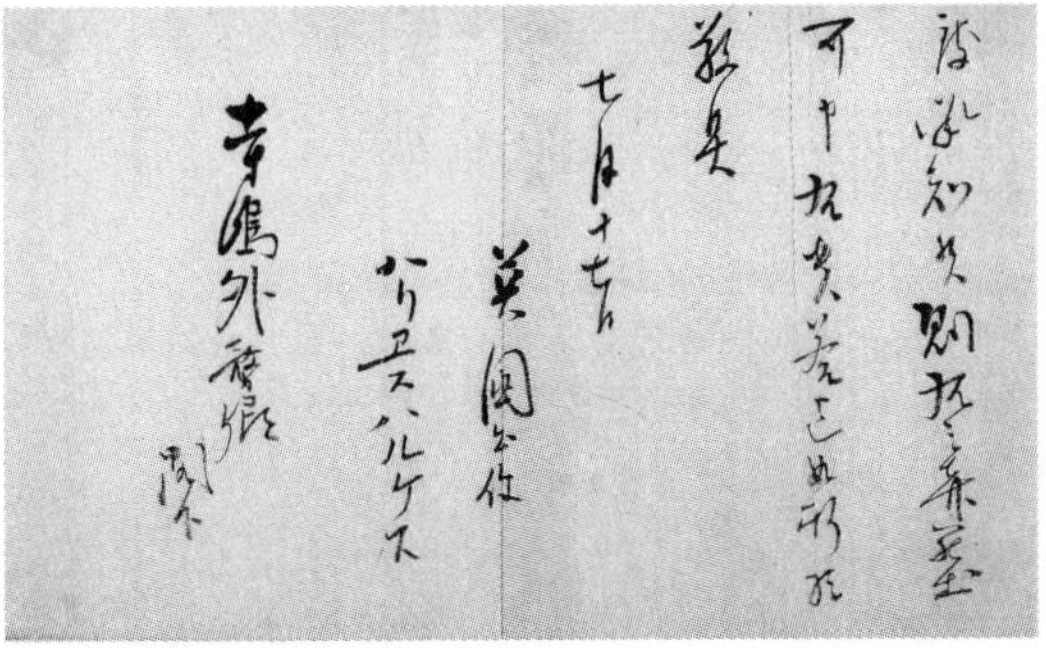

●——寺島外務卿宛のパークスの文書(明治十年七月十七日、部分)

公使　軍艦でなくとも、その他の船でよく、一港に一艘くらいでよい。
寺島　他の船も現在、使用中で、ないのです。
公使　その節になれば、各国公使とも協議して異存がなければ、各国の軍艦または他の船を使用してもよい。
寺島　いずれ取調べのうえで、さらに談判したい。
公使　政府の船がなくては不都合である。だが、他の船であれば政府の官員が乗り組めばよろしいと存じます。

在日外交団の盟主パークスと寺島は、岩倉米欧使節をロンドンで迎えた仲であった。アモイのコレラ病が「真之コレラ」(アジアコレラ)であるのかは、判断しがたい。そうであれば予防法は、一八七三年に日本政府と外交団で協議した規則でよい。だが流行性の悪性な伝染病、アジアコレラでないのに規則を布告すれば、人心は驚き、よくない。予防法の規則を布告するのは、港での検疫を意味するが、それを実施するにあたって慎重に対処するよう、パークスは押し気味で寺島に要請したことがうかがえる。

一八七三(明治六)年の規則「コレラ病予防法」は、第一条に「日本政府ハ各開港場ニ於テ県令ヲ検病委員ノ司長トシ、条約済各国領事ヲ以テ検病委員ニ命スヘシ」とある。検疫は、国家が担当する義務であった。だが、日本政府は各国外交団との協議のもとで、予防法を作成し、両者で検疫の実施を認める。規則の実施四〇日間は削られて、罰則規定も外務卿と条約国公使との処置である。日本政府の検疫主権は、とくにイギリスが肯定するところでなかった。

内務卿代理で内務少《しょう》輔兼駅逓局《えきていきょく》内国博覧会事務官長の前島密《まえじまひそか》▲は七月二十八日、寺島宛に「コレラ病予防規則案」を再廻した。だが、照会印は「衛第千九百十五号」とあるので、衛生局長の長与専斎が私見で加除したとみてよい。前島は、大久保内務卿が西南戦争で大本営に出張中で、省務一切を取り仕切った。事務が繁多のため、前島は神経衰弱に陥り、寝ながら夫人に書類を読ませ、それを聞いて処理したほどである(『鴻爪痕《こうそうこん》』▲)。

長与は船舶検査の手続、避病院《ひびょういん》の設置のことを取り調べ、外務省に照会した。ところが、船舶検査のことはいかなる理由かわからなかったものの、イギリス公使に拒まれ、交渉の往復に時日を使っているうちに、コレラはいつのまにか長崎港に入り、転じて横浜に伝わったと、長与はのちに回想する。

▼**前島密** 一八三五〜一九一九年。越後《えちご》に生まれ、江戸で蘭学、英語を学び一八六五(慶応元)年薩摩藩で英語を教えた。旧幕臣《ばくしん》で一八七〇(明治三)年新政府に出仕した。一八八〇(明治十三)年内務少輔より内務大輔となる。

▼**『鴻爪痕』** 前島会編、一九五〇年、改訂再版。

●—表4　欧米諸国の入港船と貿易高

国　名	年	入港数	入港トン	輸　入(円)	輸　出(円)
イギリス	1874	151	123,965	10,520,489(74.9)	3,232,665(23.9)
	1877	151	151,641	15,679,111(74.1)	6,319,522(38.4)
アメリカ	1874	125	259,487	1,047,250(7.5)	7,464,844(55.2)
	1877	70	148,758	1,736,781(8.2)	5,232,322(31.8)
フランス	1874	29	27,302	1,745,242(12.4)	2,759,496(20.4)
	1877	29	48,264	3,031,037(14.3)	4,868,943(29.5)
ドイツ	1874	35	19,294	728,745(5.2)	62,719(0.5)
	1877	42	13,207	700,981(3.3)	56,973(0.3)
その他*	1874	12	4,192	—	—
	1877	16	5,283	—	—
合計	1874	357	434,080	14,041,726	13,519,724
	1877	309	367,755	21,147,910	16,477,760

Commercial Reports by Her Majesty's Consuls in Japan. 1874, 1877. 貿易高は『日本貿易精覧』増補再版，1935年により作成。＊はロシア・デンマーク・スエーデン。

だが、長与が加除した「コレラ病予防規則案」は、一八七三年規則と比較すると、日本の内務卿の主導性を全面に出し(第一条)、一〇日間の検疫期間を設け(第四〜六条)、条約国公使の関与を罰則規定のみにかぎって排除した(第二条)。パークスにとって、長与のこの規則案は一八七三年規則と比べて、外国側の関与を大きく取り除き、外国側に「不都合」をもたらす可能性が高かった。すなわち、表4に明白なようにイギリスの日本との貿易高は欧米条約国では突出して高く、港で検疫が施行されると、不利益を一番こうむるのがイギリスであったことがわかる。

イギリスの綿製品は一八七六年の段階では七七四万七一三八ドル、輸入品総額一八八四万一八八〇ドルの四一・一%を占める。輸出総額は二一四三万一八七九ドルで、生糸が一三七三万五〇四〇ドル(六四・一%)、茶が三四七万三一七八ドル(一六・二%)である(*JWM.* Aug. 18, 1877)。日本への輸入は他を圧倒し七割以上を占め、綿製品が最重要商品で、輸出は生糸と茶が主要品である。生糸と茶は、海外市場の相場関係で遅滞が許されない。検疫を回避するのがパークスの職務であった。

⑥――コレラ「衛生の警鐘」と伝染病対策

コレラ「侵襲」と検疫の主権

大久保《おおくぼ》利通《としみち》内務卿《ないむきょう》は一八七七（明治十）年八月二十一日、天皇の臨幸《りんこう》をえて、最初の内国勧業博覧会開場の盛典を迎えた。雨上がりで、天気は勝れなかった。大久保は、博覧会がおおいに農工の技芸を奨励して、とりわけ知識の開進に役に立ち、したがって貿易の広大な計画をもって国家を富ませると奏上した。それは『横浜毎日新聞』がその翌日、博覧会の間接の力は輸出を増加し、貿易を隆盛にすると政府の意向を的確に代弁したように、前年に開かれたフィラデルフィア万国博覧会のいわば日本版であった。

大久保は輸入超過を防ぎ、国産奨励を貿易の拡大につなげる意図をもった。フィラデルフィアで生糸審査員として予期以上の活躍をした内務省勧業寮九等出仕で、器械製糸の第一人者速水堅曹《はやみけんぞう》を一等属にまで飛びこえ昇叙させ、日本で審査員をつとめさせたのがその表徴である（『速水堅曹資料集』）。

生糸は、開港当初の勢いを減じつつも三割前後を占め、最大の外貨獲得商品

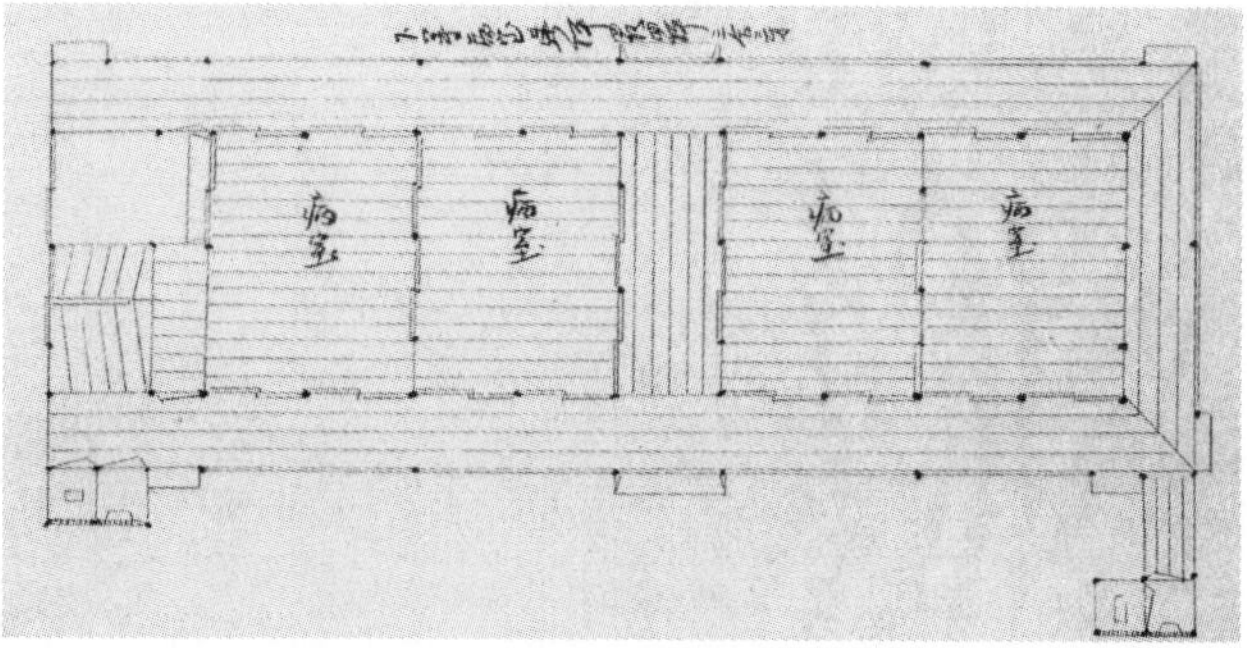

●富岡避病院の構造（一八七七年）　下等病室（右）、医局（左）。上等病室は省略した（『外務省記録』3—12—1—71）。

であった。だが、粗製乱造が表面化して、その改良施策と増産が喫緊の要事であった。大久保が前島密《まえじまひそか》内務少輔《しょう》を博覧会審査官長にすえたのも、日常での深い信頼関係がもたらした。碁を囲み、佳境に入るや、罵声が起こり、ついには碁盤を蹴り、石を投げうち、組打ちに終るのを常とした間柄であった。

十月二十日、群馬県「新町屑糸《しんまちくずいと》紡績所」の開業式には大久保、前島、大隈重信《おおくましげのぶ》大蔵《おおくら》卿、伊藤博文《いとうひろぶみ》工部《こうぶ》卿、松方正義《まつかたまさよし》勧農局長、河瀬秀治《かわせひでじ》勧商局長、関税長らが出席した。大久保は祝辞にあたって、紡績所が従来は価値のない屑繭《くずまゆ》や屑糸を日本の利益とすると、その意義を強調した。

ところで大久保の内国勧業博覧会開場式でのことばは、西南《せいなん》戦争の「賊徒」を意識しての近代化富国宣言でもあった。その「賊徒」を追討するための、予備の第二次徴募新選旅団を解隊したのは、開場式の翌日のことである。

博覧会開場式直後の八月二十七日、大久保内務卿は「内務省乙第七十九号」として「虎列刺《コレラ》病予防法心得」を達した。政府の法令では、コレラを漢字で表記するのがふつうであるが、ここでは法令名を除き、カタカナにする。

まず、注目したいのは「心得」である。日本の上海《シャンハイ》総領事も、イギリスの香港《ホンコン》

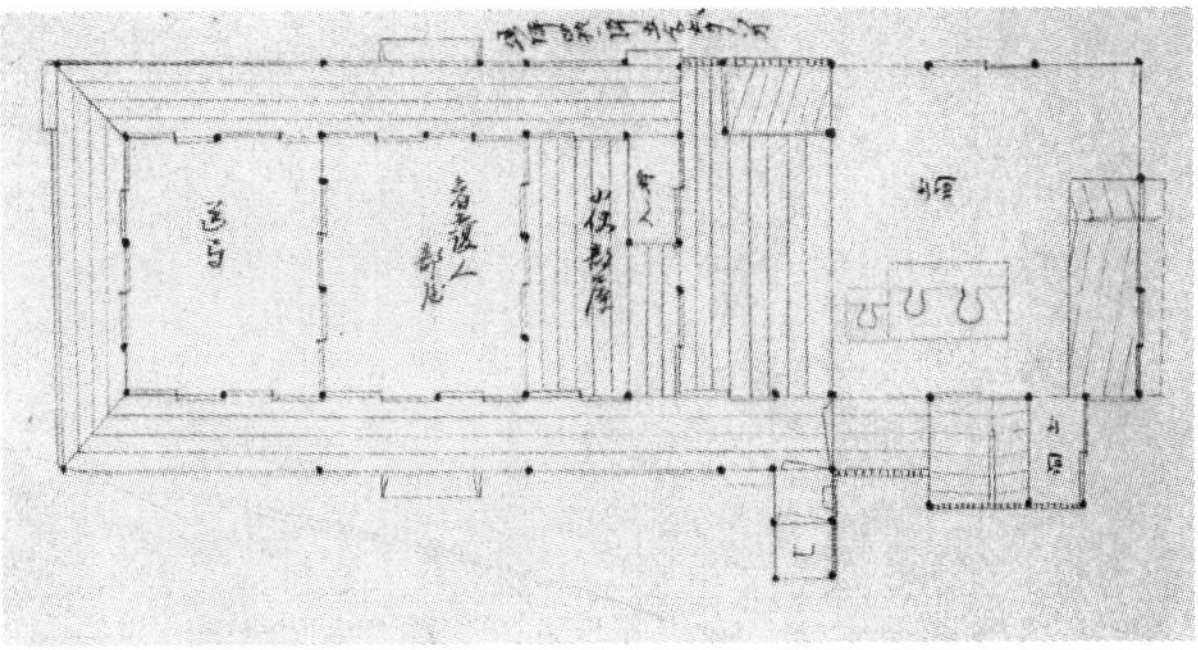

▼避病院　伝染病にかかった人を隔離、収容し治療する病院。

領事も、アモイのコレラ病は外国人に格別に伝染するような病症ではない、と報告した。在日外交団の意向に配慮したかのような暫定的表現である。

しかも、七月二十八日の「コレラ予防規則案」(長与専斎《ながよせんさい》=検疫主権案)の内容は一カ月後、後退した。すなわち、検疫を施行する時には、開港場の地方長官が医員、衛生掛、警察官吏などを選定し委員となし、外国領事と協議するという協議文言が、一八七三(明治六)年規則並みに挿入された(第一条)。

つぎが検疫の期間で、「一〇日のあいだ」をやめ「若干ノ時日」とし、特定日数を明示しなかった(第二条)。コレラ患者を隔離し収容する避病院《ひびょういん》▲の制を設け(第三～六条)、消毒法と清潔法を命じ、石炭酸を想定した消毒剤を頒布する。

長与はフィラデルフィア視察の直後に、大久保へ「衛生意見書」を報告した。流行病の駆除予防方法として「クワランチーン(キユアランタイネ制)」つまり港口で入船を検査し、悪性伝染病を防禦することが必要であると力説した。

だが、当初、長与が構想した検疫主権は外国公使との交渉過程で後退せざるをえなかった。条約改定の困難さを経験した大久保も九月十九日に、コレラの「病毒伝播」の「根」が外国船舶と承知する。大久保は外国公使と「協議」をとげ

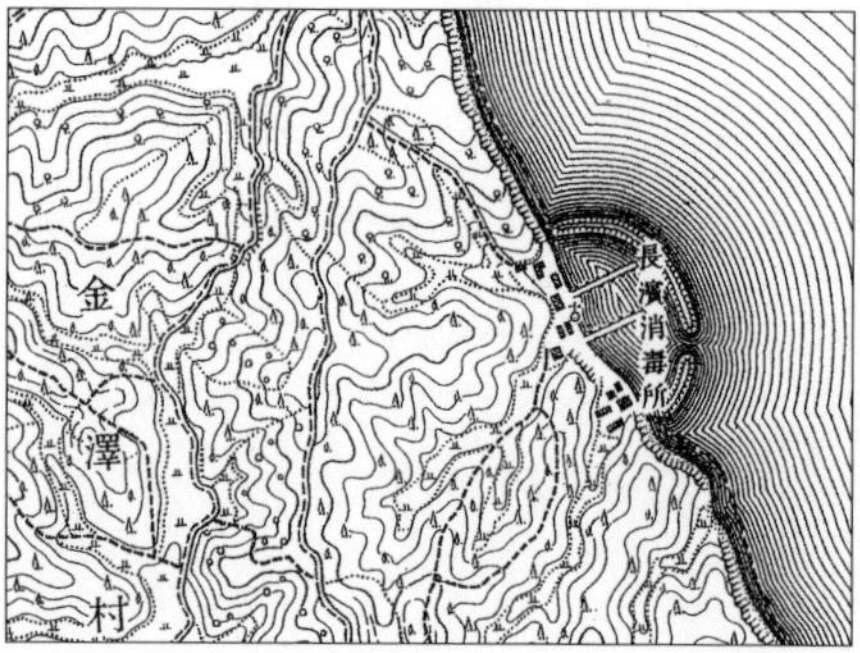

●—**長浜検疫所**（「明治三十六年測図　杉田」より）　地図上に「長濱消毒所」とあるところが、長浜検疫所でもある。人家から隔絶した地形で、上方が横浜港、下方が横須賀《よこすか》軍港にあたる。久良岐郡金沢村（現、横浜市金沢区）。

「不都合」がないよう寺島《てらしま》外務卿に照会した。

ここで着目したいのは八月二十七日の「虎列剌病予防法、心得」直前の二十四日に、内務省衛生局報告第五号として「コレラ病流行の節各自に注意すべき養生法」および「吐瀉洗浄法」を通知したことである。前者の「虎列剌病予防法、心得」が貿易港での来航船舶のコレラ予防対処方法であったとすれば、後者は国内の人びとに向けて緊急的、対症療法的に発したコレラ予防方法である。

法規でなく、養生《ようじょう》法という個人の心得に帰す方向性が当時の日本と条約国の力学を象徴する。外国公使との交渉が進展していないことを裏づける一方、外国の予防方法を反映した。暴飲暴食を慎んで、飲水は不潔あるいは疑わしきものを避け、水も煮沸して飲む。魚介は、新鮮なものならば禁止するにおよばない。居所は清潔にし、コレラ患者の家は消毒すべきである。

ところが、横浜が九月五日、長崎が九月八日（八月二十五日の説もある）、東京が九月十四日というように、コレラが襲来しその初発を記録した。長与はその状況を緒方洪庵《おがたこうあん》が使用した「侵襲」という語で表現した。一八五八～六二（安政《あんせい》五～文久《ぶんきゅう》二）年、みずからが経験したコレラ流行時のことを深く記憶し、長与

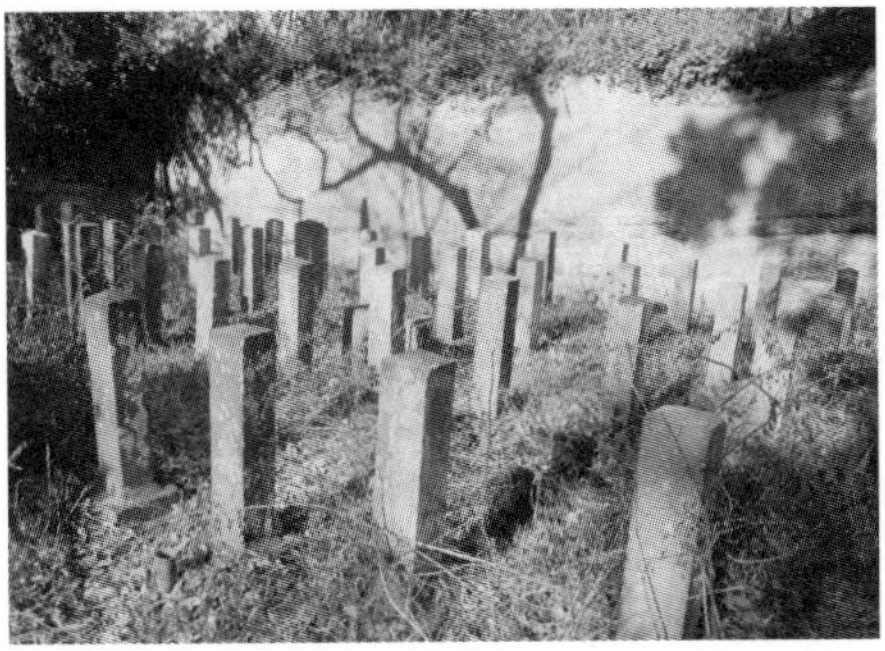

●——西南戦争帰還兵のコレラ病死者の墓(横須賀市)

はそれを想うと、ぞっとした(『大日本私立衛生会雑誌』第四六号)。

さらに重大性をおびたのは九月十七日、長崎のコレラが、巡査を乗せた品川《しながわ》丸《まる》で西南《せいなん》戦争最中の鹿児島に達し、戦場地に伝播したといわれたことである。鹿児島県令《けんれい》は九月二十四日、大久保に西郷隆盛《さいごうたかもり》を打ちとって降伏したと電報する。十月一日、凱旋する兵士を乗せた輸送船は神戸港に入港した。神戸港は戦地のごとき様相で、兵士は命令も聞かず、銃をあげて上陸し、検疫法が施行されなかった。上陸した兵士は町家に立ち寄り、水を一杯、タバコを一服するうちに、コロリと倒れたまま息の絶える者がいくらもあったと報道する。

外国船舶が来航する開港場での発生と伝染する状況は、表5に明白である。戦争は伝染病の流行を引き起こす要因の一つであった。西南戦争の場合も例外ではなかった。人口の密集する場所も、流行性の伝染病の病巣である。

岡山県和気《わけ》郡の村はコレラが流行して、避病院を設置しようとした。ところが、人家が稠密で、人心はこじつけの妄説を唱え、農民五、六百人は十月二十日警察署を襲って、巡査が負傷した。千葉県九十九里《くじゅうくり》の「頑固連《がんこれん》」は十月末、避病院について箸にも棒にもかからない「妙論《みょうろん》」を主張し、県庁に「掛合《かけあ》ふベイ」

●—表5　使府県別コレラ患者数と死者数(1877年と死者最大時の1886年)

使府県	1877年	1886年		使府県	1877年	1886年	
	患者数	患者数	死者(致死率)		患者数	患者数	死者(致死率)
開拓使	128	*3		福井	*1	6,673	4,791(71.8)
東京	889	12,261	9,962(81.2)	石川	29	4,502	3,564(79.2)
京都	92	3,274	2,631(80.4)	富山	*1	16,271	10,764(66.2)
大阪	1,636	19,768	16,013(81.0)	鳥取	*1	912	582(63.8)
神奈川	1,147	5,888	3,165(53.8)	島根	9	1,735	1,023(59.0)
兵庫	488	6,746	5,334(79.1)	岡山	153	2,650	1,921(72.5)
長崎	1,536	2,360	1,569(66.5)	広島	86	7,625	5,451(71.5)
新潟	9	9,387	5,953(63.4)	山口	123	3,837	2,526(65.8)
埼玉	58	919	626(68.1)	和歌山	154	3,079	2,236(72.7)
千葉	611	3,438	2,334(67.9)	徳島	*1	952	642(67.4)
茨城	60	875	544(62.2)	愛媛	126	5,463	2,957(54.1)
群馬	6	324	228(70.4)	高知	108	1,832	1,249(68.0)
栃木	3	559	300(53.7)	福岡	644	1,629	1,173(72.0)
堺	224	*4		大分	155	1,542	934(60.6)
三重	69	1,407	1,108(78.7)	佐賀	*1	1,339	911(68.0)
愛知	6	1,163	869(74.7)	熊本	1,698	480	288(60.0)
静岡	69	737	534(72.4)	宮崎	*1	22	16(72.7)
山梨	28	1,170	608(52.0)	鹿児島	1,081	48	28(58.3)
滋賀	36	409	328(80.2)	沖縄	*2	1,592	1,034(64.9)
岐阜	6	349	247(70.8)	北海道	*1	2,933	2,151(73.3)
長野	3	3,940	2,282(57.9)	陸軍兵士	2,062		
宮城	—	1,371	938(68.4)	海軍管人	74		
福島	19	278	170(61.2)	三菱船中	59		
岩手	—	520	312(60.0)				
青森	24	6,565	3,775(57.5)				
山形	*1	2,217	1,510(68.1)				
秋田	2	4,881	2,824(57.9)	合　計	13,760	155,923	108,405(69.5)

『衛生局第三次年報』第三表甲号(『内務省年報・報告書』第五巻，三一書房復刻版1983年)，『大日本帝国内務省第二回統計報告』より作成。各患者数の合計値は総計と合致しないがそのままとした。

＊1は1877年未成立。＊2は1881年成立。＊3は1869年に設置され，81(明治14)年2月廃止，86年北海道庁が開設。＊4は1881年廃止，大阪府に合併。

▼商漁輩　商人や漁業関係者。

●——沼野玄昌の碑(鴨川市小湊の妙蓮寺)　明治十(一八七七)年十一月二十一日に亡くなり、千葉県からの厚い扱いに感謝して、玄昌の長男である釜吉(のち元章)が碑を建てた。

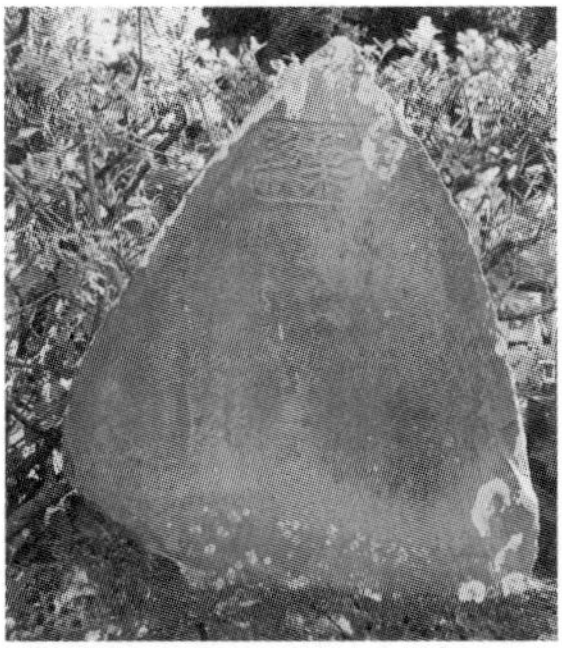

▼*Disease, Health Care and Government in Late Imperial Russia.*　Charlotte E. Henze, Routledge, 2011.

避病院を「焼くベイ」と騒ぎ、戸長《こちょう》が諭しても聞き入れなかった。

その延長上と思われるが、南房総《ぼうそう》の安房鴨川《あわかもがわ》で十一月二十一日に起きた事件である。一人の医師が率先して、コレラ患者の治療につくした。だが、郡民の「商漁輩《しょうぎょばい》」▲が暴挙して殴撃し、医師は無念の死をとげた。佐倉順天堂《さくらじゅんてんどう》で九年の蘭方医《らんぽうい》修業をした安房小湊《こみなと》の沼野玄昌《ぬまのげんしょう》である。

ポンペが述懐したように、ロシアでは一八三一年コレラ流行時に大きな暴動が起きた。多くの医師が負傷して、いく人かは死去した。軍隊と警察官が出動しての検疫体制がとられ、コレラの進入を防ごうとしたものの暴動が起きたのは、人びとのコレラへの無知と恐怖がけっして低くなかったことを示す(*Disease, Health Care and Government in Late Imperial Russia.*▲)。

コレラ暴動は、近代日本の特異な事件ではない。

コレラの流行と「近代」的コレラ予防法

近代日本初の一八七七(明治十)年コレラ流行時にも、コレラへの無知はまだ深かった。

横浜で「仁術《じんじゅつ》」をもって任じる漢方医は病家先で、政府からの「虎列刺病予防法心得」のことを悪くいいなし、コレラ病は元来悪臭より発するもので、消毒薬である石炭酸の臭気は、かえってこの病を招くといいふらして、配布された石炭酸を戸内に入れない者があった。

浜辺では大漁であった。だが、コレラ騒ぎで値が安く、平常の四分の一くらいしか売れず、魚屋は一同、大弱りである。他方、山では柿が大当りにもかかわらず、同じく売れが悪く、果物屋は渋い顔をしている。近来は不景気ゆえ、流行病も重なり何も売れないなかで、たくさん売れるのはサツマイモばかりである。しかも「黄色の貧乏人種」がこのうえ芋ばかり食ったら、どんな色になるかと思うと涙が流れると、『朝野《ちょうや》新聞』の評言がきわだつ。

その意味では、安房鴨川のコレラ騒動で暴挙を働いた「商漁輩」というのは、コレラ流行で大漁でも値が安くしか売れない漁師と、そのあおりで大弱りの魚屋や料理屋で、かえってあやまって、コレラ病の治療につくした開明的な医師を殴撃の対象としたことが、安房小湊の妙蓮寺《みょうれんじ》にある碑文から判明する。

高知は、鹿児島に刺激されたように「偽民権家」の演説会が流行った。過激な暴論に、市の少年は十一月中旬扇動され、コレラ病除去と唱え花台をつくり、市街をかつぎ通行人を妨害した。県庁が差し止めても屈せずに、警察は約二〇人出張して説諭した。だが少年は暴言を吐き、闇夜に乗じ瓦礫を投げ、巡査も大敗北、遁走した（『保古飛呂比《ほごひろひ》』七▲）。

二年後のことである。世に恐るべきコレラ病にさえ予防法があるのに、馬鹿者には予防にほどこすべき術がないと、『朝野新聞』紙はなげく。それは、京都の錦小路《にしきこうじ》近くで無法にも、コレラは伝染するものにあらずと主張して、病者の吐瀉物を食ってみせて、たちまちに該病に取りつかれ死亡した者を紹介した記事である。

自業自得のほかに、多くは避病院が絡む騒動の事例であった。愛知県愛知郡千種《ちぐさ》村（現、名古屋市千種《ちくさ》区）に、避病院が一八七九（明治十二）年八月十五日設置された。患者が移されると聞き、同村をはじめ数村は申しあわせて、名古屋の患者が送られたならば、追い戻し、その勢いで病院を焼き払えと、寺院神社に総勢一〇〇〇余人が屯集した。警部巡査は八方に奔走し、説得に尽力した。

無知の事例ばかりではない。大阪は、玉造《たまつくり》村の佐々木某は家族七人暮しで

▼『保古飛呂比』七　東京大学史料編纂所編、東京大学出版会、一九七七年。

万事、清潔を旨とした。コレラ病が当村にないのは、自分の注意によると誇りに思っていたところ、向かいの家にコレラ患者を示す「黄紙」が貼られた。それに驚くやいなや、大工を招き、即日、便所を七カ所に新造し、家内銘々の持場を定めた。それは、家内の者にも注意をおこたるならば、予防の効果がないと念を入れてのことであった。

では、安房鴨川で典型的にみられたように、人びとは事態をあやまり、医師を殴撃したのであろうか。二〇年以前の、旧幕時代のコレラ流行時と違って、欧米諸国に範を求めた方法に一因がある。つまり近代のコレラ病予防では医師、衛生吏員のみでなく警察吏も組み合わせ巡視し、患者を隔離して避病院に収容し、消毒薬の石炭酸を使用するという新しい三要素が加味され対処した。

しかも避病院に収容されると、コレラ患者は手遅れか、劇症かで、死去する例が少なくなかったことも人びとに忌避反応を引き起こしたといえる。従来、日本で流行性の伝染病で致死率が高かったのは、痘瘡《とうそう》(天然痘《てんねんとう》)である。

一八七七年度統計値で痘瘡の致死率が一九・〇%で、コレラのそれは五八・一%である。一八七七年度から八七(明治二十)年度の合計は痘瘡が患者一五万四四四七人で死者三万七二七二人（二四・一％）、コレラは患者四一万二五〇三人で死者が二七万三九六六人（六六・四％）である。患者が合計二万七八五人で多くはないものの、ジフテリアの致死率は痘瘡を上回り五〇・一％であった（『内務省統計報告』第一、五回）。

　近代初のコレラ病流行は従来の主要な伝染病である痘瘡致死率からみても、倍以上で三倍近くの高い致死率を示したことがわかる。つまり、避病院に収容されることは、致死率が高いために「死」と同義語▲であった。避病院を忌避し、異臭のする石炭酸を毒薬と誤認し、経営的な窮地の要因も重なり、コレラ対策に挺身する医者を殴撃の対象として騒動の回路にまで発展したとみてよい。

　安房の加茂川で殉職した沼野玄昌はポンペの弟子、佐藤尚中《さとうたかなか》▲の佐倉順天堂で磨いた近代的な医学と予防法を積極的に実践したゆえの犠牲者であった。

不潔な水とコレラの「固有病」化

　神奈川県十全《じゅうぜん》病院▲お雇い医師シモンズは一八七七（明治十）年九月、コレラ病が横浜に襲来すると、日本人医師の「猿」が多くて困ると揶揄《やゆ》しつつ二〇〇余

▼「死」と同義語　関東地方では「ひ」を「し」というのが癖で、避病院もその方言でいえば「死病院」と聞こえてしまう。致死率の高いコレラ患者からすれば、避病院に入院することは「死」と同義語であったともいえる。

▼佐藤尚中　一八二七〜八二年。下総《しもうさ》に生まれ、佐倉の蘭方塾「順天堂」初代堂主の佐藤泰然《たいぜん》の養嗣子、一八五九（安政六）年二代目の堂主となるも一時、長崎のポンペに師事した。

▼十全病院　一八七一（明治四）年横浜の市中にでき、七三（同六）年野毛山《のげやま》へ移転し、七四（同七）年に十全病院と改称された。シモンズは院長格のお雇い医師であった。シモンズは横浜市立大学医学部付属病院の前身。

人を陣頭指揮し、馬車でコレラ対策に走り回った。猿は漢方医のことである。

シモンズは前年、横浜で腸チフスが流行した時、その原因は不潔な下水から流れ込んだ井戸の水を使用したことであると明白に調べあげた。そのことを知りえた横浜の一八七七年九月十五日付の英字新聞は経験上、水の供給状態が伝染病を引き起こす最重要の原因であると強調した。

その論調は日本政府の伝染病予防策と違う、英米の伝染病対策を反映したと思われる。すなわちロンドンでさえ、コレラの蔓延を防ぐために神奈川県庁が採用したような手段は、最新の医学がもっとも有効であると証明したとしても、積極的に採用しない。英米では、たとえ必要で信頼にたる対策があらわれたとしても、独特の見解をいだく人が多くいる。つまり頑固で反抗的な人で、その対策に従うのを拒否するか意図的に回避する。

長与専斎が「警察的武断政略」と形容したような、日本の警察官吏を使ってのコレラ予防策の厳重強硬手段を暗に批判した論調である——「よい戦争が必要である。だが、今はその必要がない。哀しいかな、戦争という神の使者は必要でない。コレラが人びとを間引きしてくれるではないか。その原因を私たちは知っている。不潔である。それを知れば、効果的に鎮圧する救いの手が私たちのなかにある。現在の恐怖はいずれ、能率的な水供給問題に発展するであろう」と、一八七七年九月二十二日の英字新聞は論じた。

長崎医学所に化学教師として着任し、内務省衛生局で司薬を担当したヘールツは一八七九(明治十二)年一月三十日、横浜のグランドホテルで開催されたアジア協会会合で「横浜の飲料水」と題する講演をもった。オランダ人の英語で流暢でなく、聴きづらかったが聴く者に障碍はなかった。講演後の活発な質疑応答をみると、横浜の外国人は水問題に関心が高かったことがわかる。コレラ流行は、正確な数値で一八七七年度に八〇二七人もの死者を出したからである。

講演の要点として、この異常なほどの死者を出した伝染病の原因を調査し、できれば、再発を防ぐ方法を発見した内容を知らせる必要があった。伝染病がうつる原因はいくつかあるが、もっとも注意すべきは不潔な空気と不潔な水である。ここでは後者の飲料水について言及する。きれいな水は現在、文明国世界ではどこでも、健康保持のために最初の重要事項であると認識されている。その点で、日本はどうか、横浜ではどうであろうか。これは、けっして新しい課題であったわけではない。

だが、一八七七年のコレラ流行で、横浜の外国人は水問題が喫緊の要事と理解した。アメリカ一番館のウォルシュは講演後に、議長をつとめたとはいえ、ヘールツに質問を熱心に発したことがその証である。ヨーロッパでは普通の戸別訪問調査が、衛生改革に多大な成果をもたらした。横浜で実施したところ、山手《やまて》、本町《ほんまち》、弁天《べんてん》通り以外の井戸は人間が使うのに不適切な水であった。解決する唯一の方法はよい水を確保することで、鉄の本管で水をもってくる近代的水道である。ヘールツは、いつも家でわかした水を持ち歩いた。最良の方法は水をわかし、ろ過することであった。表7は、この二年後の調査結果である。

直後の一八七九年三月十四日、愛媛県下ではコレラ患者が発生して、全国に蔓延し大流行した。その年の患者は一六万二六三七人で(最高患者数)、死者が一〇万五七八六人であった。死者で最高値を記録したのは一八八六(明治十九)年の一〇万八四〇九人である(『大日本私立衛生会雑誌』第九〇号)。一家滅亡は七八六家であった。

一八九〇(明治二十三)年もコレラが流行し、内務省の中央衛生会は海港検疫

●—表6　コレラの世界的流行(パンデミー)

	A	B	C	流行範囲
第一次	1817〜23	1817〜23	1817〜24	As, Af, 日
第二次	1826〜37	1826〜37	1827〜35	As, Af, Eu, Am, Au
第三次	1840〜60	1852〜59	1839〜56	As, Af, Eu, Am, 日
第四次	1863〜79	1863〜75	1863〜75	As, Af, Eu, Am, 日
第五次	1881〜96	1881〜93	1881〜96	As, Af, Eu, 日
第六次	1899〜1926	1899〜1923	1899〜1923	As, Af, Eu, 日

Aは立川昭二『病気の社会史』1971年, BはBireswar Banerjee, Jayati Hazra, *Geoecology of Cholera in West Bengal*. 1974, CはJ. H. Hays, *Epidemics and Pandemics*. 2005である。流行範囲の記号はアジア(As), アフリカ(Af), 欧州(Eu), アメリカ(Am), 豪州(Au)で, 福原義柄『伝染病及血清学各論』1913年を参照して作成した。

●—表7　横浜区B地区の個別衛生検査報告(1879年)

家屋数		6,223
住民数		18,325
便所数		4,115
うちわけ	不潔な便所	4,095
	かめ式	5
	木樽式	4,090
	清潔な便所	20
	かめ式	9
	木樽式	11
飲用できる井戸		0
不快な洗濯ならできる塩辛い井戸		807
湿地の塩水溜り		73
清潔な家屋敷		7
不完全な家屋敷便所排水		6,216
流れない汚い欠点のある		4,872
清潔な下水施設		844
コレラ患者		291

JWM. Nov. 15, 1879より作成。「B地区」は仮称で, 中村川西と大岡川東の区域である。

規則を議論した。外国委員の一人がこの規則は無益で、全部廃棄すべしと動議を出した。理由としては、コレラがもはや日本の固有病となり、必ず外国よりの輸入で流行するものでなく、輸入と思うのはまったく想像説である。日本で毎年コレラが発生し、この一〇年、ない年はないではないか。コレラは、古くは輸入されたものであるが、今日では日本固有のものとなった、と論じた(同右第八八号)。

この動議が起こるや、満場は激昂し、その説の不当を痛論した。「コレラは現在といえども、依然、外国侵襲の新種ゆえに、はじめて流行し、蔓延する。けっして日本の産物でない。開港場に検疫の法を常設してコレラの輸入を拒絶するのにつとめるのは、やむをえなく、差し迫って必要である。ニューヨーク、サンフランシスコ、ハワイでも検疫の制を設けて、伝染病の侵入を防ぐ利益がある」と。動議に賛成はなかった。だが、コレラ禍はそれほどに深かった。

コレラ病を目し「御用病」と予防官吏を嫌悪した時代である。

⑦—改正条約の実施と伝染病の国際関係

海港検疫の最前線と世界

ドイツ船ヘスペリア号は一八七九(明治十二)年七月十日午前一時半、神戸を出港し、翌十一日の朝、東京湾の観音崎《かんのんざき》沖に到着した。日本の巡洋艦からボートが来て、検疫を受ける必要があると伝えた。横須賀《よこすか》近くの長浦《ながうら》で停泊し、船長は横浜ドイツ領事館に指示をあおぐ。十二日に領事のザッペは軍医グッチョウをつれ軍艦で来航した。十四日朝、ドイツ領事から入港指示を受けた船長は、検疫病院船の責任者シモンズにその指令を告げた。シモンズはその措置に抗議した。だが、その日の午後九時半、ヘスペリア号は横浜港に入港した。日本の警察官が乗ったボートは、その船のまわりを取り囲み、陸上との連絡を防いだ。

翌十五日の早朝、シモンズはふたたびドイツ船に行って、港を離れるように命じた。だが、ドイツ軍艦からのボートが乗客を下船させ、日本側の官憲はなすすべがなかった。フランス領事も乗客で、荷物はすべておろした。

このような事態に、日本政府は抗議した。横浜の七月十九日付英字新聞も、アメリカやイギリスと違って、ドイツの代表者は日本の布告を無視したように思うと非難した。昨年シベリアでペストが発生したと聞き、ヨーロッパで予防措置がとられた。ドイツはもっとも極端な予防措置をとる。ペストが流行っていると推測される地区をとおるという理由で、キャビアの輸入を禁止した。

ヘスペリア号が検疫法を破り、直接的な影響は何もなかったとしても、東京や横浜の住人は政府がとった政策への信頼感を動揺させ、なげかわしく傷つけられた。善くも悪しくも横浜開港以来、この船の行為ほど怒りの感情を大きくさせたものはないと、英字紙はドイツの姿勢をせめた。

ヘスペリア号の所有者は横浜で古参の商館の一つ、ドイツのクニフラー商社で、茶の荷積みを終えると、十九日には福州《ふくしゅう》へ出港した。福沢諭吉《ふくざわゆきち》が開港直後の横浜で蘭英会話書を購入した商社である。古参といえば、アメリカ一番館のウォルシュは、ヘボンの和英辞書刊行の資金を提供した商人である。

以後、日本政府の制定した検疫規則は、条約国にその施行を依頼する形式がとられた。それが完全に実施されるのは一八九九(明治三十二)年二月十四日の

▼**治外法権**　在留外国人が日本の裁判権に服さないで本国の法に基づき本国の領事による裁判を受ける権利。領事裁判権ともいう。一八九九(明治三十二)年に廃止。

▼『中浜東一郎日記』第一巻　中浜明編、冨山房、一九九二年。東一郎は中浜万次郎の長男。

▼野口英世　一八七六〜一九二八年。福島生まれ。一歳五カ月の時イロリに落ち大やけどで左指が癒着した。清作《せいさく》を英世と改名し一九〇〇(明治三十三)年渡米、〇四(同三十七)年ロックフェラー医学研究所に入所した。

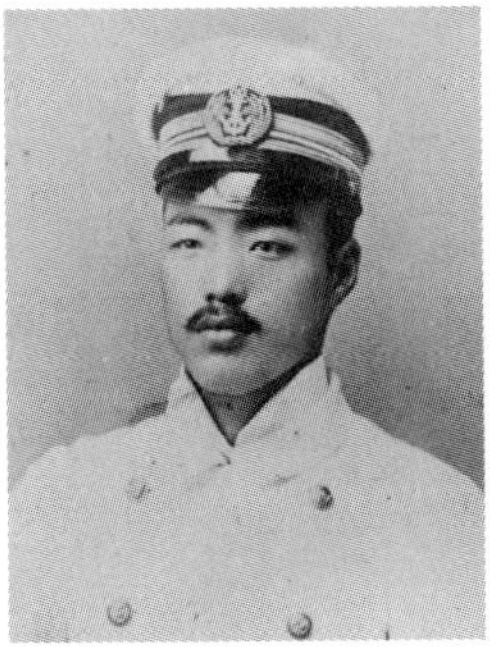

●――検疫医官補の野口英世

法律第一九号「海港検疫法」以後である。当時の用語で「改正条約」が七月十七日と八月四日に発効され、外国人居留地《きょりゅうち》、治外法権《ちがいほうけん》▲は撤廃された。それに対応して、海港検疫法は八月四日に施行された。外来伝染病を予防する手段として港湾の検疫、つまり入港船の水際対策が効力をもった。今日でも、乗客輸送の主力を担う空港検疫において、感染症の流入と流行を未然に防ぐために「水際対策」ということばで注意を喚起しているのは、この時代の遺産である。

その年十二月二十一日に、内務省で衛生省をおくべきであると提議された。臨時検疫局長の長与専斎《ながよせんさい》、小松原英太郎《こまつばらえいたろう》内務次官、岡《おか》玄卿侍医局長、小池正直《こいけまさなお》軍医監、中浜東一郎《なかはまとういちろう》が出席する神戸のペスト予防会議直後である。内務《ないむ》大臣の西郷従道《さいごうじゅうどう》は内閣に「案」を差しだすことを承諾した(『中浜東一郎日記』第一巻▲)。念願の改正条約と海港検疫法が実現できた直後の勢いとペストへの強い警戒感がある。ペストは当時、伝染病でもっとも猛悪と認識され、しかも「ペスト軍」ともたとえられる野蛮病であった。

野口英世《のぐちひでよ》▲が内務省の海港検疫医官補として、従来の臨時ではなく常設の横浜検疫所に赴任したのは実施直前の六月十六日である。野口を離したくなかった

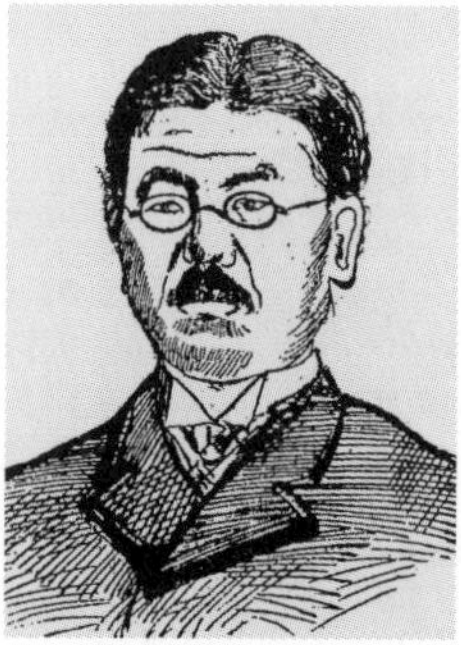

●——北里柴三郎(『国民新聞』一八九二年十二月十八日付)

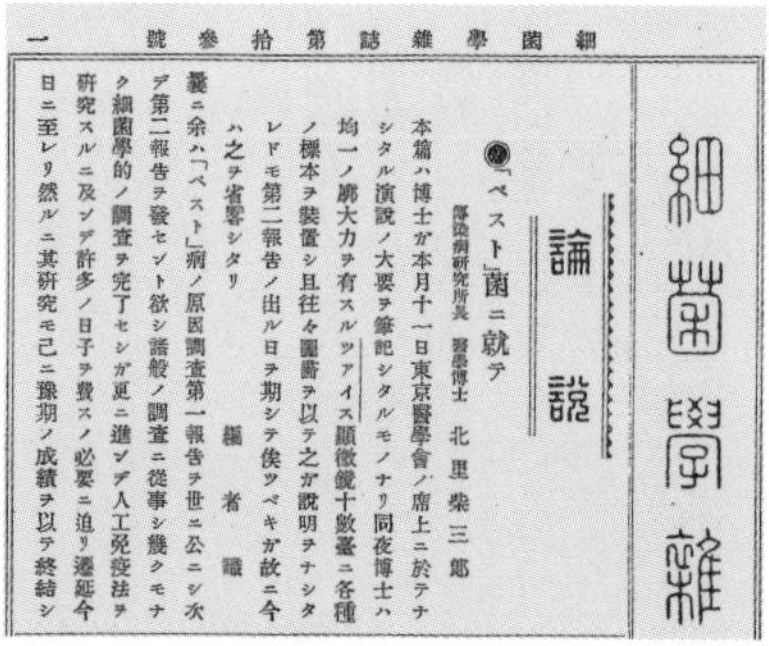

細菌學雜誌第拾參號 一

細菌學雜

論説

「ペスト」菌ニ就テ

傳染病研究所長 醫學博士 北里柴三郎

本篇ハ博士ガ本月十一日東京醫學會ノ席上ニ於テナシタル演説ノ大要ヲ筆記シタルモノナリ同夜博士ハ均一ノ廓大力ヲ有スルツアイス顕微鏡十數臺ニ各種ノ標本ヲ装置シ且往々圖畫ヲ以テ之ガ説明ヲナシタレドモ第二報告ノ出ルヲ期シテ俟ツベキガ故ニ今ハ之ヲ省畧シタリ 編者識

曩ニ余ハ「ペスト」病ノ原因調査第一報告ヲ世ニ公ニシ次デ第二報告ヲ發セント欲シ諸般ノ調査ニ從事シ幾クモナク細菌學的ノ調査ヲ完了セシガ更ニ進ンデ人工免疫法ヲ研究スルニ及ンデ許多ノ日子ヲ費スノ必要ニ迫リ遷延今日ニ至レリ然ルニ其研究モ己ニ豫期ノ成績ヲ以テ終結シ

●——北里の論説(『細菌学雑誌』第一三号)

伝染病研究所長の北里柴三郎《きたさとしばさぶろう》▲からは、はなはだ惜しまれ転任した。野口は独仏語が堪能で英語の通訳もでき、外国人相手の横浜検疫所に適する人がいなかったために抜擢されたのである。北里は、野口の卓越した才能と奥底の苦悩を承知尽であった。野口は、いずれ官費医学生のドイツでなく、アメリカ「遊学研究」の一念をいだく。

一八九四(明治二十七)年七月に日清《にっしん》戦争が勃発すると、横浜港の船舶検疫は警備上、横須賀軍港近くの長浦から横浜郊外の長浜《ながはま》に移転した(八二ページ図)。船舶検疫は一八九八(明治三十一)年三月中旬より開始され、海港検疫法実施直前の六月まで、検査した船舶は四六一隻、訊問船舶が一一四八隻である。

では、世界の検疫はどのようであったのであろうか。たとえば、一八八五年のローマでの国際衛生会議によれば、前年スエズ運河を航行する船舶の五分の四はイギリス船で、七〇〇〇隻がインド(八六・二%)から、一二三隻が中国からであった。イギリスは自国の商船、郵便船、軍艦がエジプト、ヨーロッパ諸港と関係をもたない。スエズ運河で検査を受けることなく、海の入江として、いつも横断できるようにすべきであると、動議を提案した。賛成がイギリスとインドのみで、日本やロシアなど一八カ国は反対した（*The Scientific Background of the International Sanitary Conferences, 1851-1938.*▲）。

しかも、イギリスとドイツは停船法の無効を説き、これを廃止し、自由検疫にとどまるべきと主張した。イタリアやフランス、その他多数の委員はこれに抵抗することができなかった。それは、各国が国内衛生上の景況がいまだ進まないで、旧来の停船法を固守するしかなかったからである。

それに対してイギリス、ドイツは「衛生工事」つまり「衛生学理」が非常に進歩し、上水の供給、下水の排除、家屋の改良、清潔を旨とする事業が地方自治体で普及した。衛生事業はいわば警察上の一つの機械になりさがるのではなく、自治精神に基づいていた。日本でも、長与専斎衛生局長は英独のように自治的な衛生事業をめざすものの一時的で、ふたたび警察だけが引き受ける衛生行政に戻ってしまった。

その意味で、検疫すなわち強制的な停船法か、あるいは自由検疫を主張するかの根拠と背景としては、各国の「衛生学理」の進歩に裏づけられた「衛生工事」の進展度が深くかかわっていたことを認めなければならない。

▼**北里柴三郎**　一八五三〜一九三一年。肥後《ひご》の阿蘇《あそ》生まれ。一八七一（明治四）年熊本の医学所病院でマンスフェルトに学び、七五（同八）年東京医学校に入学、八四（同十七）年内務省に入り、八六（同十九）年コッホに師事した。

▼*The Scientific Background of the International Sanitary Conferences.*　Norman Howard-Jones, WHO, 1975.

●――表8　近代水道の布設状況

	着　工	給　水
横浜	1885. 2	1887. 10
函館	1888. 6	1889. 9
曾屋（秦野市）＊	1887	1890. 3
水道条例	1889. 2	
長崎	1889. 4	1891. 5
大阪	1892. 8	1895. 10
東京	1892. 8	1898. 12

横浜市水道局『横浜水道百年の歩み』による。＊神奈川県の指導で開始。

▼パーマー　一八三八〜九三年。H. S. Parmer　一八五七年陸軍工兵学校で修業した。一八七八年香港駐在主任技術官、八三年内務省神奈川県付顧問技師、八五(明治十八)年四月横浜水道監督工師として来日する。

▼森林太郎　一八六二〜一九二二年。島根の津和野《つわの》出身。一八八四〜八八(明治十七〜二十一)年ドイツに医学留学した。陸軍軍医総監、小説家として「鷗外《おうがい》」の名で活躍した。

▼コッホ　一八四三〜一九一〇年。R. Koch　ドイツの細菌学者。一八八三年コレラ菌を発見し、一九〇八(明治四十一)年世界漫遊の途次に来日した。

近代水道の完成と海路からの伝染病

横浜の近代水道は一八八四(明治十七)年、イギリス人技師パーマー▲の主導で工事を開始して、八七(同二十)年十月に完成をみた。

それは、日本近代水道の模範としてだけでなく、欧米先進国の「衛生学理」の「進歩」の具象化であった。横浜は、日本で最大の外国貿易港＝居留地であったが、その関係性が重視され、近代水道を最初に敷設したことがわかる。

その完成を報じた英字新聞は「きれいな水を供給することがコレラの惨事をとめる唯一の手段であるだろう」と喜びをあらわした。

翌一八八八(明治二十一)年一月、森林《もりりん》太郎《たろう》▲は東京市区改正委員に「老熟精熱」の聞えが高い長与専斎を加えたことを称賛し、その衛生問題について上水工事を先にして、引き続き下水工事とする順序に賛意を表した。ドイツのベルリン大学コッホ▲の弟子であった森は、軍医学校教官でなく、一人の「衛生家」の立場として発言した。

横浜では水道布設前、伝染病患者は一〇〇〇人につき三二人が死去したのに対し、布設後は一八人に減少した。大阪は布設以前に二七人の死者を出したの

●——コッホ（『中外医事新報』第二五五号）

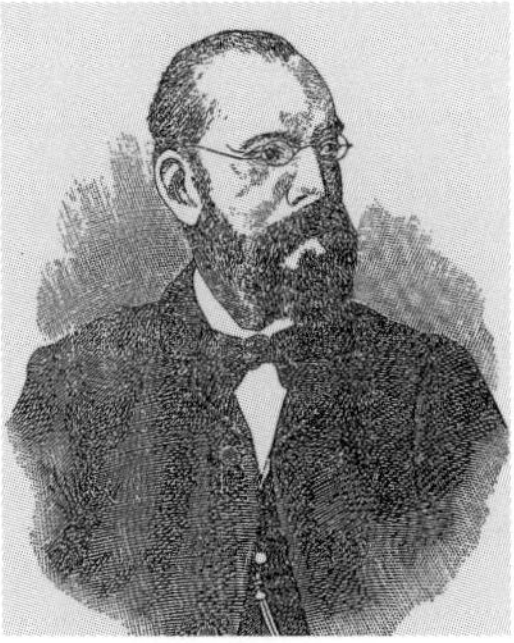

▼『自治之開発訓練』　井上友一《いのうえゆういち》、中央報徳会、一九一二年。

▼徳富健次郎　一八六八〜一九二七年。熊本出身で徳富蘇峰《そほう》の実弟。蘆花として小説を数多く執筆した。

が、一八九五（明治二十八）年十月布設後は二一人である。内務官僚にとって、伝染病の予防は生命と経済の損失が莫大であったがゆえ、水道の布設は最上施策で、急務であると認識されはじめた（『自治之開発訓練』▲）。

　水道条例が法律として公布されたのは一八九〇（明治二十三）年二月十二日、横浜近代水道が完成した年である。下水道法は、海港検疫法実施翌年の三月六日公布された。大阪市中央部の下水道工事が一八九七（明治三十）年に竣功し、それ以後は水道の布設に比べ下水道工事が進展しなかったのは軍事予算の急増だけでなく、農業生産の肥料構造も影響したと思われる。

　徳富《とくとみ》健《けん》次《じ》郎《ろう》▲は一九一三（大正二）年三月、雅号蘆花《ろか》でなく本名で『みみずのたはこと』を出版した。彼は一九〇七（明治四十）年二月、東京郊外の青山《あおやま》から多摩《たま》郡千歳《ちとせ》村粕谷《かすや》（現、東京都世《せ》田《た》谷《がや》区）に「都落ち」した。新宿駅からは甲州《こうしゅう》街道を西、馬車で一時間余を「ガタくり」と乗っての距離であった。その地域のようすを、徳富は「東京が大分攻めて来た」と表現した。昔ながらの純農村は追々と、都会付属の菜園になりつつあった。

　だが、辺りの若者は「東京行」をした。それは「不浄取り」を意味する。つまり

●—表9　横浜市肥料消費額推定表(1934年)

	金肥			自給肥料		
	肥料名	数　量	金　額	肥料名	数　量	金　額
1	人屎尿	32,350,000	161,750	人屎尿	1,460,000	7,300
2	過燐酸石灰	150,000	24,000	厩肥	865,000	17,300
3	大豆粕	100,000	20,000	草木灰	245,000	12,250
4	魚肥	80,000	28,000	藁稈類	230,000	4,600
5	米糠	80,000	8,000	堆肥	185,000	4,625
6	配合肥料	50,000	5,000	鶏糞	50,000	2,500
計		32,855,500	269,650	計	3,088,100	50,583

『横浜市の農業』横浜市勧業課，1935年より作成。上位6位の肥料を掲出，計はそれ以外も含めた数値，自給肥料の数量計は計算しなおした数値。

東京を中心にして陸路二〇キロ四方を、手で荷車を引いて、日帰りで糞尿の桶を運ぶ。昔は細長い肥桶で、馬に四桶、人も二桶を担った。日本の中枢と威張る東京人も、糞尿の後始末をしてもらう。百姓は糞尿を掃除し、それを肥料に穀物蔬菜をつくり、東京にもっていき東京人を養う。それは「不浄を以て浄を作り、廃物を以て生命を造る」型である。東京界隈の農家が申し合わせ下肥をくまぬといったら、どれだけ困るだろうと、徳富が記す。

一九三四(昭和九)年の横浜市肥料消費額推定表(表9)によれば、金肥の人屎尿の数量は全体の九八・五%、金額で一六万一七五〇円(六〇%)である。自給肥料でも、人屎尿が全体の四七・三%であった。都市近郊農業では人屎尿は、依存度がまだ高い。

ところが、近代水道を外国人居留地をもつ大都市に優先的に布設したとしても、伝染病の流行がおさまったわけでない。海路で伝染病の襲来は続く。

一八九〇年六月二十七日、長崎でコレラ患者が発症した。内務省医官の中浜東一郎は、長崎に出張し、コレラ病の恐ろしいありさまを目撃して東京に戻るや、七月二十三日横浜港停泊のトルコ軍艦ヱルトグロール《〔エルトゥールル〕》号で発病したコレラ

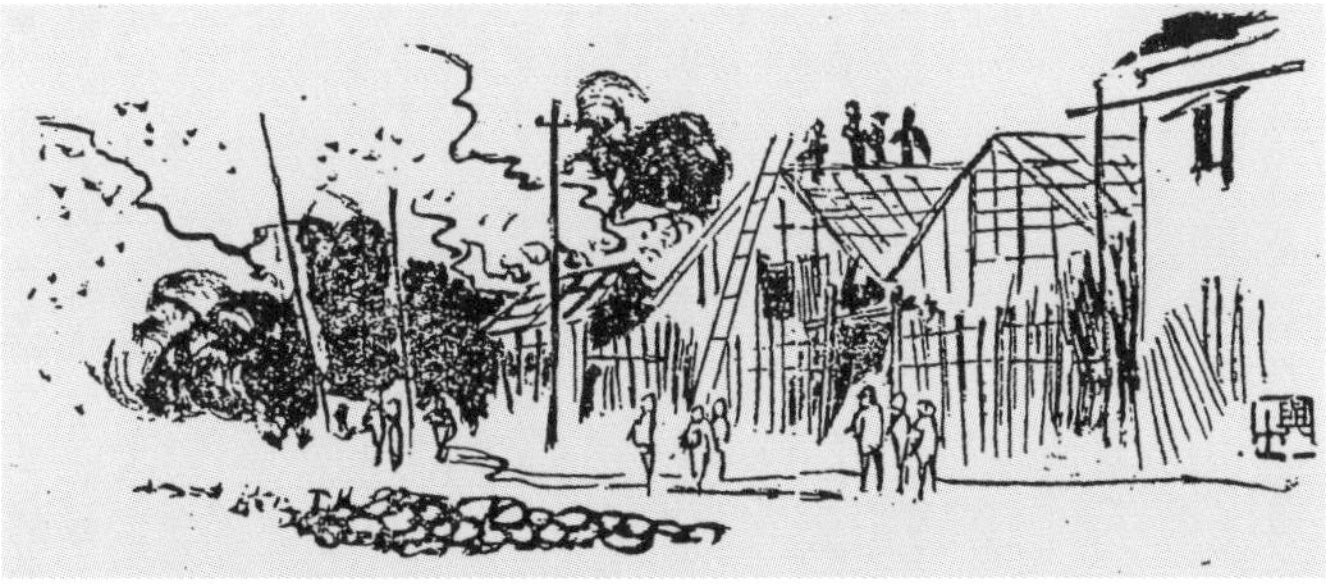

●――ペスト発生患家と周辺家屋の焼払い（『毎日新聞』1902年11月１日付）

患者の実況を探訪した。同艦は、長浦に回航、消毒されて無期停留の状態であった。死者は、同艦の掟《おきて》で水葬しなければならない。東京湾外で陸地より「三マイル」以上の距離で執行することを神奈川県庁は許可した。

同艦は、日本の皇室に敬意を表するため来航した。前年七月トルコを出航しスエズ、ボンベイ、シンガポール、香港《ホンコン》、福州というようにコレラの侵入経路と同じ航路をたどり、六月七日横浜に入港し、コレラの患者は少なくとも二七人、死者八人を出した。同艦は九月十五日、本国に向けて出港した。だが翌日、嵐の和歌山沖で海中に沈没した。乗員六〇九人のうち生存者は六九人であった。

同じ一八九〇年、日本でペストが「初発見」との所見がある。その最初の説と考えられる論考は、北里柴三郎「日本ニ於ケル『ペスト』ノ蔓延及撲滅」である。北里は冒頭で、日本に一八九〇年はじめて一商船が香港より病毒をもたらしてペストは侵入したとした。だが、後続の文では、北里は輸入港でただちに撲滅したとし、ペストの第一回流行は一八九九（明治三十二）年十一月の神戸で起き、和歌山の流行で終ったとする。

北里の文は、厳密である。つまり、海港検疫で発見したペスト患者か、日本

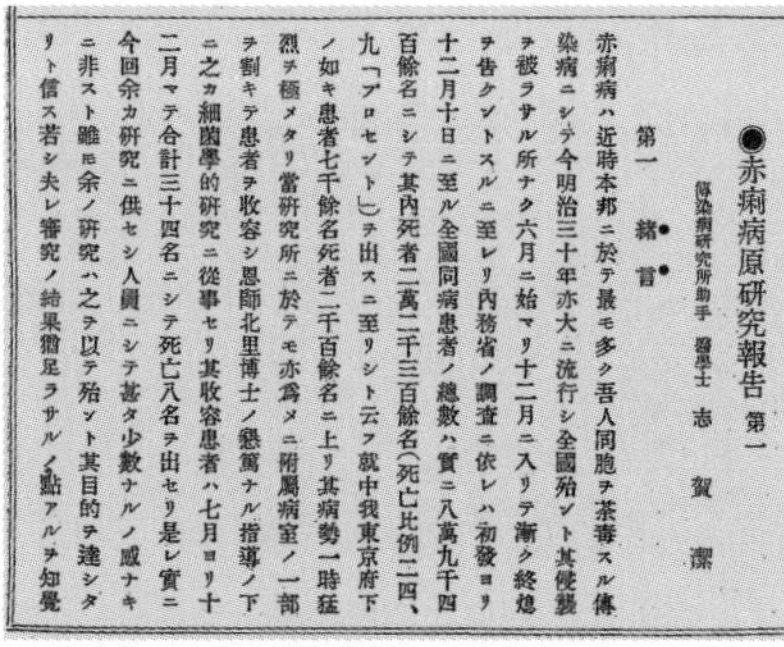
●赤痢病原研究報告 第一
傳染病研究所助手 醫學士 志賀潔

第一 緒言

赤痢病ハ近時本邦ニ於テ最モ多ク吾人同胞ヲ荼毒スル傳染病ニシテ今明治三十年亦大ニ流行シ全國殆ソト其侵襲ヲ被ラサル所ナク六月ニ始マリ十二月ニ入リテ漸ク終熄ヲ告クントスルニ至レリ内務省ノ調査ニ依レハ初發ヨリ十二月十日ニ至ル全國同病患者ノ總數ハ實ニ八萬九千四百餘名ニシテ其内死者二萬二千三百餘名(死亡比例二四、九「プロセント」)ヲ出スニ至リシト云フ就中我東京府下ノ如キ患者七千餘名死者二千百餘名ニ上リ其病勢一時猛烈ヲ極メタリ當研究所ニ於テモ亦爲メニ附屬病室ノ一部ヲ割キテ患者ヲ收容シ恩師北里博士ノ懇篤ナル指導ノ下ニ之カ細菌學的研究ニ從事セリ其收容患者ハ七月ヨリ十二月マテ合計三十四名ニシテ死亡八名ヲ出セリ是レ實ニ今回余カ研究ニ供セシ人員ニシテ甚タ少數ナルノ感ナキニ非スト雖モ余ノ研究ハ之ヲ以テ殆ソト其目的ヲ達シタリト信ス若シ夫レ審究ノ結果猶足ラサルノ點アルヲ知覺

●――志賀潔「赤痢病原研究報告第一」(『細菌学雑誌』第二五号)

▼志賀潔　一八七一～一九五七年。宮城出身。一八九七(明治三十)年赤痢菌を発見し、九七～九八(同三十～三十一)年に研究報告した。

国内で流行したペストかの違いが峻別されている。それを意識しないで論じると、混乱が生じる。その意味で、内務省防疫官の飯村保三《いいむらやすぞう》が一九二九(昭和四)年博士論文として提出した「日本ニ於ケル『ペスト』ノ疫学ニ関スル総合的研究」は再評価されなければならない。

すなわち、A「海港検疫発見」は、第一回が一八九〇年である。つぎは、B「輸入患者ノ陸上発見」で、第一回は一八九六(明治二十九)年に香港より乗船し海港検疫を通過した患者が、横浜の中国人病院で死去した。これが、日本に上陸した「初発見」の患者である。最後は、C「病毒ノ輸入」で、国内でペスト患者が発生し、第一回流行が一八九九年十一月の神戸市の事例である。三つの類型で論じる必要がある。

野口英世が海港検疫医官補として着任した直後の一八九九年六月二十二日午後十一時、横浜に入港して検疫を受けた東洋汽船会社船があった。検疫医は船員二人をペストの疑いで検査した。県庁内の横浜検疫所は急報に接するや、所長以下総員で長浜検疫所に出張して、船客、乗員、荷物の消毒と患者の収容準備に夜を徹した。夜空に、白熱電灯が高く、空中に照り「星」のごとく輝いた。

●―表10　法定伝染病一覧と最大流行時の数値(1876～1945年)

病名(衛生局統計初出年)／最大流行年：患者数(致死率)
〔1880年7月〕　1　コレラ(1877年)／1879年：16万2637人(65.0%)，2　腸チフス(1876年)／1886年：6万6224人(20.8%)，3　赤痢(1876年)／1893年：16万7305人(24.7%)，4　ジフテリア(1876年)／1944年：9万4274人(6.6%)，5　発疹チフス(1879年)／1886年：8225人(19.2%)，6　痘瘡(1876年)／1886年：7万3337人(25.5%)
〔1897年4月追加〕　7　猩紅熱(1900年)／1939年：1万9907人(2.4%)，8　ペスト(1897年)／1907年：646人(88.9%)
〔1922年10月追加〕　9　パラチフス(1911年)／1944年：1万4819人(3.8%)，10　流行性脳脊髄膜炎(1918年)／1945年：4384人(24.5%)

『衛生局年報』，『医制百年史』より作成。

翌二十三日朝、患者を付属病院に収容して、一人が細菌学的な検査で、ペストと確定した。船長に一週間の停船を命じて、乗船員三一九人を検疫所に上陸させ消毒し、船室も厳密な消毒を実行した。東京からは伝染病研究所の志賀《しが》潔《きよし》▲研究部長が出張してきた。Aの第九回海港検疫である。

ペストは表10に明白で、コレラほど多数の犠牲者をみなかった。一九三〇(昭和五)年以後の発生がなく、三四年版の内務省統計報告からは、ペスト欄が消えた。だが、ペスト対策は厳重をきわめた。患者だけでなく、健康者の健康隔離所、ネズミの駆除、発生地の交通遮断、発生患家と周辺家屋などの焼払いを執行した。焼払いは一八九四(明治二十七)年の香港でのペスト経験上から、北里柴三郎が発案したといわれる。三回しか執行しなかったほどに、社会的な影響がもっとも強い措置であった。

ところで、森林太郎が陸軍軍医部長として出征した日清戦争、日露《にちろ》戦争での戦死者は前者一二六四人、後者五万六一六二人、前者の戦病者は七一二四人、後者が二万八七八三人、総計して九万三三三三人である。

コレラ病が日本で最大に流行した一八七九(明治十二)年度の患者数が一六万

●――表11　1918年８月発生の流行性感冒(〜20年末)

道庁府県	流行の初期	総患者数	総死者数(致死率)
1 東京	10月中旬	1,815,215	26,028(1.43)
2 愛知	10月16日	1,065,249	9,328(0.88)
3 兵庫	10月上旬	936,841	22,489(2.40)
4 大阪	10月上旬	863,828	21,141(2.45)
5 埼玉	9月7日	840,690	13,059(1.55)
6 鹿児島	10月中旬	791,746	10,168(1.28)
7 福岡	10月19日	784,222	14,199(1.81)
8 静岡	9月中旬	783,117	9,019(1.15)
9 熊本	9月中旬	705,401	6,713(0.95)
合　計		23,421,278	386,456(1.65)

内務省衛生局『衛生局年報』1918〜20年版より集計作成。総患者上位９位を掲出。合計値は未掲出の府県分を含む。

▼*Epidemics and Pandemics.*　J. N. Hays, ABC-CLIO, 2005.

▼**島村抱月(瀧太郎)**　一八七一〜一九一八年。島根出身。自然主義文学の理論家で、一九〇五(明治三十八)年英独留学後に早稲田《わせだ》

二六三七人、死者が一〇万五七八六人であったことから判断すると、日本近代史のなかでは伝染病、とくにコレラの脅威がいかに大きかったかがわかる。

しかも死者数からいえば、一九一八年三月にアメリカのカンサスで流行した「スペイン風邪」と呼ばれた流行性感冒(インフルエンザ)は驚異的である。第一次世界大戦に参戦したアメリカ軍が、ヨーロッパに到着し拡大した。アメリカで六七万五〇〇〇人、インドだけでも二〇〇〇万人、世界では少なくとも五〇〇〇万人の死者を出したと推測される(*Epidemics and Fandemics.*▲)。ヨーロッパでは二〇年前、スペインにはじめて発生して、英、仏、伊、独、露という順序で伝染した。日本にも伝わった。それがためにフランス、ドイツはこの病気のことを「スパニッシュインフルエンザ」ととなえた。

日本で流行性感冒は痘瘡《とうそう》、コレラ、ペストなどとは違い、法定伝染病に指定されていなかった。一九一八(大正七)年八月〜二〇年末の患者数が二三四二万一二七八人、死者が三八万六四五六人、致死率は一・六五%であった(表11)。文学者の島村抱月《しまむらほうげつ》(瀧太郎《たきたろう》)▲が流行性感冒で死去したのは、この一九一八年十一月のことである。芸術座の松井須磨子《まついすまこ》が同病で伏せた時、抱月の手厚い看病

大学教授、一三(大正二)年須磨子とともに芸術座を旗揚げした。

▼森村市左衛門　一八三九～一九一九年。江戸で馬具《ばぐ》、袋物商をへて一八七六(明治九)年生糸などを扱う海外商社を起こしニューヨークに進出した。

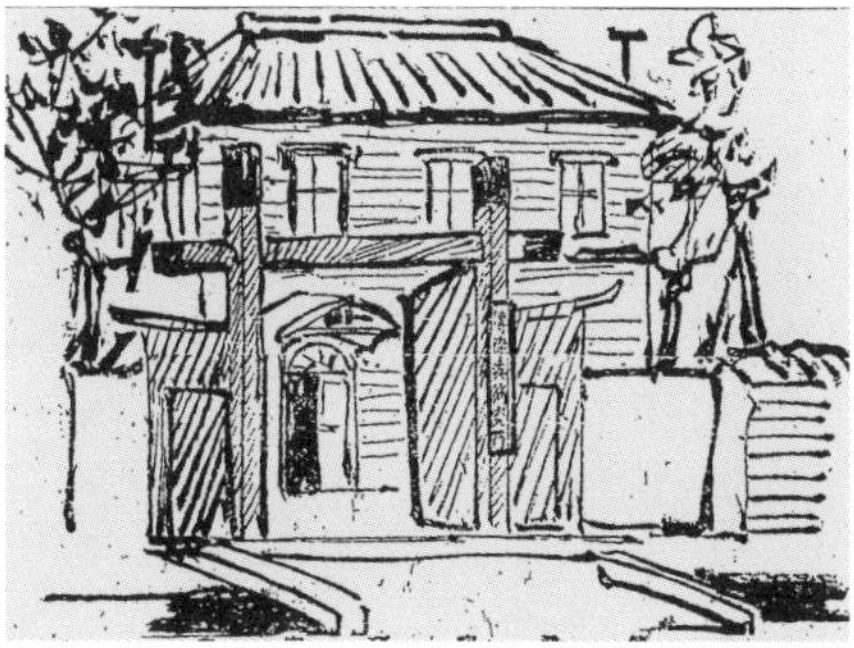

●——伝染病研究所(『国民新聞』一八九二年十二月十八日付)

で治ったものの、それで伝染したのかもしれない。飛沫でうつる。

貧しさと「お札」

伝染病の視点から、日本で二〇〇四(平成十六)年から再通用、通用した紙幣「お札」をみてみると、奇しくも、伝染病に関係が深い。

福沢諭吉《ふくざわゆきち》は一八九二(明治二十五)年十月初旬、北里柴三郎がドイツ留学から五月に帰国してコッホ直伝の細菌学を研究する場がないことを旧友の長与専斎《ながよせんさい》から知る。長谷川泰《はせがわたい》は政府の中央衛生会に、政府が内務《ないむ》省に衛生研究所を設置するように働きかけた。だが、政府事業では、早くて再来年の三月以降でしか仕事ができない。ならば「己が一人でやってやろう」と、福沢はその場で決した。

福沢は、芝《しば》公園御成門《おなりもん》脇の地を提供し建物を建て、無償で提供した。大日本私立衛生会附属としての伝染病研究所は、十一月三十日創立した。貿易商の森《もり》村市左衛門《むらいちざえもん》▲は福沢の「義挙」を聞き、多額の寄付をした。コッホの伝染病研究所に次ぐ、その翌年の世界第二番目の伝染病研究所である。

森村は開港直後に、中津藩《なかつはん》の江戸藩邸に出入りして家老《かろう》の桑名登《くわなのぼる》に「大いに引立て」られた(『森村翁言行録』▲)。福沢が入手した『英蘭対訳発音付字書』を横浜で探しあてたのは森村で、購入資金を出したのが、福沢を「先生」と呼ぶ家老の桑名であると考えてよい。森村は一五歳下の異母弟、豊《ゆたか》を慶応義塾《けいおうぎじゅく》で学ばせ、外国貿易の志願を果たそうとしてアメリカへ留学させた。その時に、同道したひとりが同じくニューヨークで生糸の直輸出で成功する新井領一郎《あらいりょういちろう》である。

樋口一葉《ひぐちいちよう》▲は一八九六(明治二十九)年十一月に、森林太郎《もりりんたろう》の紹介で青山胤通《あおやまたねみち》が往診したが結核で永眠した。その七月末、依頼の小説が書けずに「川納涼」と題した旧稿の歌を編集者に送る——「すみ田川たか〔誰が〕すゝみ〔涼み〕舟さす棹の　なれぬ手振もおもしろき哉」と(『樋口一葉全集』第四巻下)。結核性の発熱と夏の暑気が、寝床に伏す夏子《なつこ》をして隅田川《すみだがわ》の「涼み」を想いださせ、渇望させている。この年の肺病死者数は六万二七九〇人、一葉のように二十歳代が最多の病気であった。

野口英世《のぐちひでよ》は長谷川泰の済生学舎《さいせいがくしゃ》で医学を学び、一九二八(昭和三)年五月に、アフリカで黄熱《おうねつ》病の研究中に感染し死去した。長谷川は森林太郎の父が学んだ佐倉順天堂《さくらじゅんてんどう》で学び、長岡《ながおか》藩家老河井継之助《かわいつぐのすけ》の最期をみとった藩医出身である。後藤新平《ごとうしんぺい》の後任の衛生局長時代には、伝染病研究所の所管をめぐり部下と殴り

▼**『森村翁言行録』**　若宮卯之助、ダイヤモンド社、一九二九年。

▼**樋口一葉**　一八七二〜九六年。東京生まれ。戸籍名奈津《なつ》。なつ、夏子《なつこ》とも書く。一八八九(明治二十二)年父の死去で生活の方便として小説創作に取り組む。

あった熱血漢でもあった。

伝染病研究所は一八九九(明治三十二)年の、海港検疫法が公布された直後の四月一日、国立に移管した。衛生局長は長谷川泰である。一八九九年度決算は三万八七七三円で、船舶検疫所費が一五万四八七七円であった。それに対し、陸軍の軍事費が三二九五万五四五四円、海軍は一四三八万五九五二円である。貴族院《きぞくいん》議員谷干城《たにかんじょう》は一八九七(明治三十)年度予算で、軍事費が「一足飛」の拡張をきたし臨時費も含めると「国費ノ半数」をあてていると批判した(『明治財政史』第三巻▲)。

だが、軍事費は膨脹した。一八九九年度歳出経常計一億三七五九万四一七円のみでみると、軍事費が三四・四%、旧来の衛生試験所なども含め衛生伝染病関係費は〇・二四%である。輸出貿易の三割弱を占め稼ぎ頭の生糸類六二六二万七七二一円は、衛生伝染病関係をかすって、回収不能な軍事に投下された。軍事費の圧倒的優位性と近代上下水道の不備のもとで、伝染病は防御の手薄な日本に「襲来」し、多くの生命と経済的利益を奪ったことがわかる(表12)。

一八九二年三月十日、帝国大学医科大学のベルツ▲は学生たちと、東京駒込《こまごめ》の

▼『明治財政史』第三巻　明治財政史編纂会編、一九〇四年(吉川弘文館、一九七一年)。

▼ベルツ　一八四九〜一九一三年。E. von Baelz　ドイツ生まれ、一八七六(明治九)年来日し東京大学医学部教師、一九〇二(同三十五)年東京帝国大学医科大学名誉教師、〇五(同三十八)年に帰国し、〇八(同四十一)年皇太子の診察のために来日した。

●—表12　一般会計歳出と軍事費

年度	歳出合計	軍事費(%)	衛生関係費(%)
1893	84,581,871	22,832,147(27.0)	0(0.00)
1894	78,128,642	20,662,090(26.4)	188,910(0.24)
1895	85,317,179	23,536,204(27.6)	559,913(0.65)
1896	168,856,508	73,248,282(43.4)	547,632(0.32)
1897	223,678,844	110,542,522(49.4)	310,748(0.13)
1898	219,757,568	112,427,555(51.2)	486,138(0.22)
1899	254,165,537	114,212,808(44.9)	652,138(0.25)
1900	292,750,058	133,113,096(45.5)	725,654(0.24)
1901	266,856,824	102,361,108(38.4)	648,402(0.24)

『明治財政史』3,『明治大正財政詳覧』より作成。衛生関係費割合は四捨五入しないで記した。歳出合計は経常部と臨時部の計。出典による誤差はそのままにした。

伝染病病院を訪れた。患者四〇〇人、時には日に五〇人の新しい患者があるのに、医師は経験がない者も含め八人、看護婦が二〇人である。

ベルツが眼にした光景は、醜態にうつった。怒りをあからさまにして日記に書く——「冬だというのに、破れた紙障子のバラック！　ひどい！　一体東京市は、病気の市民のために何をしているというのだ！　コレラ——チブス——天然痘《てんねんとう》の伝染病！　それでいて、貧しい人たちを、せめて大切に飼われている馬ぐらいの程度にでも、収容しておける病院の一つすらない！」と。人びとの生命が軍馬以下にみられていることを喝破する。

ところで、野口はニューヨークのロックフェラー医学研究所で研究しおえると、日本クラブで将棋をさすのを楽しみとした。だが負けると、年若き絹物商駐在員の村岡明《むらおかあきら》にさえ悔やしさを隠さなかった。この負けず嫌いと闘争心こそが、野口をして左手の障害を乗りこえ未知の伝染病研究に立ち向かわせた。

ニューヨークでは、十八世紀後半から黄熱病がいくどか流行をみた。だが、同港にとって、毎年の「外来」の訪問者であった。危険で正体がわからない伝染病に挑み、野口は殉じた。野口の死後、有名なアメリカ人の排日新聞記者は、山賊に等しい軍人の銅像は当然、その位置をこの偉大なる人類の戦士野口博士に譲るべきであると論評した（*The Japanese Times.* June 2, 1928.）。

野口は、日本クラブを創設した高峰譲吉《たかみねじょうきち》▲が眠るウッドローン墓地の、高峰を下にみる地に埋葬された。野口の支援者、新井領一郎ものちに埋葬される。

このような北里柴三郎も、野口英世も生前、ノーベル生理学医学賞の候補者に名を連ねたことが近年の調査で判明した。

北里は一九〇一（明治三十四）年第一回の報告書で候補者になったが、コッホのもとで破傷風菌を研究したベーリングが受賞者となった。野口は一九一四、一五、二五（大正三、四、十四）年の報告書で候補にあげられたが受賞することはなかった。コッホは一九〇五（明治三十八）年、細菌学の創始および諸細菌の発見理由で第五回の受賞者になる。女神は気難しい。

貧しさは、樋口一葉に小説と伝染病を誘発し、北里と野口には伝染病研究を触発した。国境を越えて、人類という視点からみれば、野口も北里も、今日につながる感染症研究の礎石になったことはまちがいない。

大砲と重さくらべて衛生の　いと軽きかな近代を問う——詠み人知らず

▼**高峰譲吉**　一八五四～一九二二年。富山の高岡《たかおか》出身。一九〇九（明治四十二）年胃腸薬タカジアスターゼを創製、ニューヨークを拠点に活躍した。

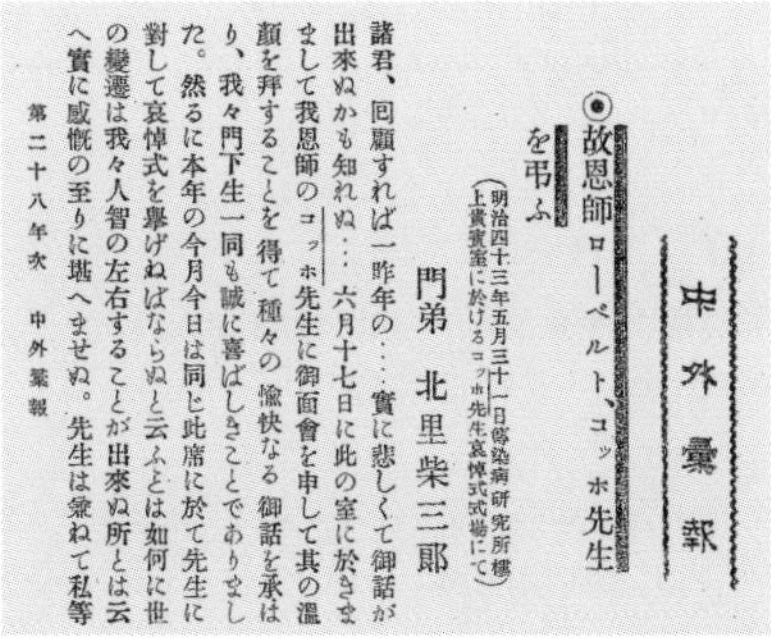

中外彙報

◉故恩師ローベルト、コッホ先生を弔ふ

（明治四十三年五月三十一日傳染病研究所標上賞實室に於けるコッホ先生哀悼式式場にて）

門弟　北里柴三郎

諸君、回顧すれば一昨年の……實に悲しくて御話が出來ぬかも知れぬ……六月十七日に此の室に於きまして我恩師のコッホ先生に御面會を申して其の溫顏を拜することを得て種々の愉快なる御話を承はり、我々門下生一同も誠に喜ばしきことでありました。然るに本年の今月今日は同じ此席に於て先生に對して哀悼式を擧げねばならぬと云ふとは如何に世の變遷は我々人智の左右することが出來ぬ所とは云へ實に感慨の至りに堪へませぬ。先生は兼ねて私等

第二十八年次　中外彙報

●コッホと北里の関係（『中外医事新報』第三二六号）

●—日本近代感染症関係年表

西暦	年号	お　も　な　事　項
1822	文政5	コレラ，日本に初来襲
1823	6	シーボルト，長崎に着任
1838	天保9	種痘法の翻訳書『牛痘種法篇』(伊東玄朴，池田洞雲共訳)
1849	嘉永2	疱瘡の予防法として牛痘接種法，長崎で成功
1859	安政6	開港(長崎，横浜，箱〔函〕館)
1861	文久元	長崎に養生所設立(近代的西洋式病院のはじめ，65年精得館)
1869	明治2	アメリカ大陸横断鉄道，スエズ運河開通
1870	5	文部省，衛生事項管理(医務課，73年医務局)
1874	7	医制発布(近代的衛生行政制度のはじめ)
1875	8	衛生事務，内務省移管(第七局設置，衛生局と改称)
1876	9	ベルツ来日
1877	10	コレラ病予防心得，避病院仮規則制定，コレラ流行
1879	12	コレラ病予防仮規則制定，内務省に中央衛生会，地方庁に地方衛生会と衛生課，町村に衛生委員設置，コレラ最大の流行
1880	13	伝染病予防規則制定(7月9日太政官布告第34号，コレラ，腸チフス，赤痢，ジフテリア，発疹チフス，痘瘡の法定伝染病)
1887	20	横浜の近代水道完成(10月)
1890	23	水道条例制定(2月)
1892	25	伝染病研究所創立(大日本私立衛生会，99年内務省移管，1914年文部省移管，16年東京帝国大学付置)
1894	27	北里柴三郎ペスト菌発見
1897	30	伝染病予防法制定(4月1日法律第36号，80年の6病ほか，猩紅熱，ペスト)，志賀潔赤痢菌発見(98年1月発見報告)
1899	32	海港検疫法制定(2月14日公布，8月4日施行)，内務省検疫所設置(横浜，神戸，長崎，口ノ津)
1900	33	汚物掃除法，下水道法制定，結核流行(死因順位1位，～50年)
1908	41	コッホ来日(6月)
1914	大正3	第一次世界大戦(～18年)，パナマ運河開通
1918	7	流行性感冒(スペイン風邪)流行(～20年)
1919	8	トラホーム予防法，結核予防法制定
1922	11	伝染病予防法改正(パラチフス，流行性脳脊髄膜炎の追加)
1924	13	検疫所，大蔵省移管
1927	昭和2	花柳病予防法(38年全面施行)，航空検疫規則制定
1929	4	抗生物質「ペニシリン」発見(40～41年実用化)
1937	12	保健所法制定
1938	13	厚生省設置(1月11日，検疫業務移管，2001年厚生労働省設置)
1980	55	WHO，痘瘡根絶宣言(5月8日，77年ソマリアでの発生最後)
1998	平成10	感染症の予防および感染症の患者に対する医療に関する法律(感染症新法10月2日公布)
2020	令和2	WHO，新型コロナウイルス感染症をCOVID-19とする

③転換期の西洋医学と日本人の「不潔」
宮内庁編『明治天皇紀』第一, 吉川弘文館, 1968年
庄司三男訳『ヘールツ日本年報』雄松堂出版, 1983年
洞富雄『幕末維新の異文化交流』有隣堂, 1995年
福沢諭吉『福翁自伝』1899年(岩波文庫新訂, 1983年)
長与専斎『松香私志』小川鼎三・酒井シヅ校注, 平凡社東洋文庫, 1980年
J. R. Black, *Young Japan*. Vol.2, Kelly & Co. 1881
樋口次郎編訳『横浜水道関係資料集』横浜開港資料館, 1981年
⑤衛生政策と外来伝染病のコレラ情報
大日方純夫『日本近代国家の成立と警察』校倉書房, 1992年
石黒忠悳『懐旧九十年』1936年(岩波文庫, 1983年)
西尾豊作『子爵田中不二麿伝』1934年(大空社, 1987年)
⑥衛生政策と外来伝染病のコレラ情報
速水美智子編『速水堅曹資料集』文生書院, 2014年
⑦改正条約の実施と伝染病の国際関係
野口英世記念会編『野口英世書簡集』Ⅳ, 2006年
檜山章夫『日清戦争』講談社, 1997年
『樋口一葉全集』第4巻下, 筑摩書房, 1994年
東洋経済新報社編『日本貿易精覧』東洋経済新報社, 1935年
S. Oakley Vanderpoel, *Quarantine*. D. Appleton & Company, 1874
『読売新聞』1988年3月28日, 一面
岡本拓司「ノーベル賞からみた日本の科学, 1901年－1948年」『科学技術史』第4号, 2000年

●—写真所蔵・提供者一覧(敬称略, 五十音順)

外務省外交史料館　p. 73, 75左, 76, 80, 81
神奈川大学図書館　p. 13上・下
国立国会図書館　p. 41
東京都江戸東京博物館・Image：東京都歴史文化財団イメージアーカイブ　カバー表
(公益財団法人)野口英世記念会　p. 97
山口県文書館　p. 55
ユニフォトプレス　p. 14
横浜開港資料館　p. 4
早稲田大学図書館　p. 11, 40下
著者　カバー裏, p. 83, 85

●──参考文献

内海孝編著『横浜疫病史』横浜市衛生局, 1988年
内海孝「外国人医師の活躍D.B.シモンズ」『横浜商工月報』460号, 1988年
内海孝「外圧」『日本全史(ジャパン・クロニック)』講談社, 1991年
内海孝「伝染病と国家・外国人・不潔の構図」上・下『歴史学研究』639・640号, 1992年
内海孝「アジアコレラ対策と不潔の排除」『社会科学討究』111号, 早稲田大学社会科学研究所, 1992年
内海孝「コレラと水道」『日本歴史館』小学館, 1993年
内海孝「近代の病気と意識」『見る・読む・わかる日本の歴史』第4巻, 朝日新聞社, 1993年
内海孝「近代西洋文明への「遣唐使」」『朝日百科 日本の歴史別冊』通巻4号, 朝日新聞社, 1994年
内海孝「外圧の幕末維新」『江戸東京自由大学』江戸東京歴史財団, 1994年
内海孝「福沢諭吉とキニッフル」『福沢手帖』84号, 1995年
内海孝「蘭医の誕生」『社会科学討究』121号, 1996年
内海孝「伝染病と医療」鳥海靖ほか編『日本近現代史研究事典』東京堂出版, 1999年
内海孝「伝染病の流行と隔離病舎」『寒川町史』16, 2003年
内海孝「村の病気と病院の開設」『寒川町史』16, 2003年
富士川游『日本疾病史』1912年(平凡社東洋文庫, 1969年)
厚生省医務局編『医制百年史』ぎょうせい, 1976年
厚生省医務局編『検疫制度百年史』ぎょうせい, 1980年
鹿野政直編「コレラ騒動」『週刊朝日百科 日本の歴史』97, 朝日新聞社, 1988年

花火と「手洗い」

山崎佐『日本疫史及防疫史』克誠堂書店, 1931年
林屋辰三郎『京都』岩波書店(新書), 1962年
吉田忠雄・丁大玉『花火学入門』プレアデス出版, 2006年

①近代先進国の産業革命と貿易活動

日本史籍協会編『渋沢栄一滞仏日記』1928年(東京大学出版会, 1967年)
村岡健次『近代イギリスの社会と文化』ミネルヴァ書房, 2002年
渡辺善次郎「白魚の棲む隅田川と大臭気のテームズ川」『江戸時代にみる日本型環境保全の源流』農山漁村文化協会, 2002年
酒井シヅ『病が語る日本史』講談社, 2002年(講談社文庫, 2008年)
伊東栄『伊東玄朴伝』1916年(八潮書店, 1978年)
東京大学史料編纂所編『幕末外国関係文書』20, 1930年(東京大学出版会, 1972年)
沼田次郎・荒瀬進訳『ポンペ日本滞在見聞記』雄松堂書店, 1968年
山本俊一『日本コレラ史』東京大学出版会, 1982年

②欧州「検疫」体制と西洋医学の受容

立川昭二『病気の社会史』日本放送出版協会, 1971年
斉藤多喜夫「病院」横浜開港資料館編『横浜もののはじめ考』1988年
石田純郎『江戸のオランダ医』三省堂, 1988年

日本史リブレット96
感染症《かんせんしょう》の近代史《きんだいし》
2016年10月25日　1版1刷　発行
2021年12月25日　1版4刷　発行
著者：内海《うつみ》　孝《たかし》
発行者：野澤武史
発行所：株式会社 山川出版社
〒101－0047　東京都千代田区内神田1－13－13
電話 03(3293)8131(営業)
03(3293)8135(編集)
https://www.yamakawa.co.jp/
振替 00120-9-43993
印刷所：明和印刷株式会社
製本所：株式会社 ブロケード
装幀：菊地信義

Printed in Japan ISBN 978-4-634-54708-7

日本史リブレット　第Ⅰ期［68巻］・第Ⅱ期［33巻］　全101巻

1 旧石器時代の社会と文化
2 縄文の豊かさと限界
3 弥生の村
4 古墳とその時代
5 大王と地方豪族
6 藤原京の形成
7 古代都市平城京の世界
8 古代の地方官衙と社会
9 漢字文化の成り立ちと展開
10 平安京の暮らしと行政
11 蝦夷の地と古代国家
12 受領と地方社会
13 出雲国風土記と古代遺跡
14 東アジア世界と古代の日本
15 地下から出土した文字
16 古代・中世の女性と仏教
17 古代寺院の成立と展開
18 都市平泉の遺産
19 中世に国家はあったか
20 中世の家と性
21 武家の古都、鎌倉
22 中世の天皇観
23 環境歴史学とはなにか
24 武士と荘園支配
25 中世のみちと都市
26 戦国時代、村と町のかたち
27 破産者たちの中世
28 境界をまたぐ人びと
29 石造物が語る中世職能集団
30 中世の日記の世界
31 板碑と石塔の祈り
32 中世の神と仏
33 中世社会と現代
34 秀吉の朝鮮侵略
35 町屋と町並み
36 江戸幕府と朝廷
37 キリシタン禁制と民衆の宗教
38 慶安の触書は出されたか
39 近世村人のライフサイクル
40 都市大坂と非人
41 対馬からみた日朝関係
42 琉球の王権とグスク
43 琉球と日本・中国
44 描かれた近世都市
45 武家奉公人と労働社会
46 天文方と陰陽道
47 海の道、川の道
48 近世の三大改革
49 八州廻りと博徒
50 アイヌ民族の軌跡
51 錦絵を読む
52 草山の語る近世
53 21世紀の「江戸」
54 近代歌謡の軌跡
55 日本近代漫画の誕生
56 海を渡った日本人
57 近代日本とアイヌ社会
58 スポーツと政治
59 近代化の旗手、鉄道
60 情報化と国家・企業
61 民衆宗教と国家神道
62 日本社会保険の成立
63 歴史としての環境問題
64 近代日本の海外学術調査
65 戦争と知識人
66 現代日本と沖縄
67 新安保体制下の日米関係
68 戦後補償から考える日本とアジア
69 遺跡からみた古代の駅家
70 古代の日本と加耶
71 飛鳥の宮と寺
72 古代東国の石碑
73 律令制とはなにか
74 正倉院宝物の世界
75 日宋貿易と「硫黄の道」
76 荘園絵図が語る古代・中世
77 対馬と海峡の中世史
78 中世の書物と学問
79 史料としての猫絵
80 寺社と芸能の中世
81 一揆の世界と法
82 戦国時代の天皇
83 日本史のなかの戦国時代
84 兵と農の分離
85 江戸時代のお触れ
86 江戸時代の神社
87 大名屋敷と江戸遺跡
88 近世商人と市場
89 近世鉱山をささえた人びと
90 「資源繁殖の時代」と日本の漁業
91 江戸の浄瑠璃文化
92 江戸時代の老いと看取り
93 近世の淀川治水
94 日本民俗学の開拓者たち
95 軍用地と都市・民衆
96 感染症の近代史
97 陵墓と文化財の近代
98 徳富蘇峰と大日本言論報国会
99 労働力動員と強制連行
100 科学技術政策
101 占領・復興期の日米関係